外科基本操作技术

主编　王广

中国中医药出版社
·北　京·

图书在版编目（CIP）数据

外科基本操作技术 / 王广主编 . —北京：中国中医药出版社，2017.9（2018. 9 重印）
ISBN 978 - 7 - 5132 - 4103 - 8

Ⅰ . ①外… Ⅱ . ①王… Ⅲ . ①外科手术—操作—基本知识 Ⅳ . ① R615

中国版本图书馆 CIP 数据核字（2017）第 060749 号

中国中医药出版社出版

北京市朝阳区北三环东路 28 号易亨大厦 16 层
邮政编码 100013
传真 010 64405750
三河市同力彩印有限公司印刷
各地新华书店经销

开本 710×1000 1/16 印张 15.5 字数 228 千字
2017 年 9 月第 1 版 2018 年 9 月第 2 次印刷
书号 ISBN 978 - 7 - 5132 - 4103 - 8

定价 68.00 元
网址 www.cptcm.com

社 长 热 线 010-64405720
购 书 热 线 010-89535836
维 权 打 假 010-64405753

微信服务号 zgzyycbs
微商城网址 https://kdt.im/LIdUGr
官 方 微 博 http://e.weibo.com/cptcm
天猫旗舰店网址 https://zgzyycbs.tmall.com

如有印装质量问题请与本社出版部联系（010-64405510）

《外科基本操作技术》编委会

作者简介

　　王广，主任医师，教授，硕士生导师。1984年毕业于山东医科大学医学系。现任北京中医药大学第一临床医学院西医外科教研室主任。兼任中国中西医结合围手术期学会委员，北京中西医结合肿瘤专业委员会委员。1999年被确定为首批国家中医药管理局中医师资格认证中心执业医师、助理执业医师命审题专家。卫生部高级专业技术资格考试中心命审题专家。教育部同等学历考试命题专家。

　　1984年至今，从事医、教、研外科临床工作30余年，对甲状腺疾病、消化道肿瘤、乳腺疾病、急腹症的中西医结合外科治疗有深入的研究。1996年获得国家中医药管理局科技进步三等奖，2001年获得北京市科技进步二等奖。参编"十五""十一五"《西医外科学》教材及多部医学专著，撰写论文40余篇。主编全国高等医药教材建设研究会、人民卫生出版社"十二五"规划教材《西医外科学》，全国中医药行业中等职业教育"十二五"规划教材《外科学基础》，全国高等医药教材建设研究会、人民卫生出版社"十三五"规划教材《西医外科学》，国家中医药管理局中医师资格认证中心执业医师、助理执业医师《中西医结合外科学》考试大纲及考试用书，国家中医药管理局中医师资格认证中心中级职称《中西医结合外科学》考试大纲及考试用书。

编写说明

　　根据"十三五"期间高等医药教育和教学改革培养复合型、创新型医学人才的目标，为更好地适应我国高等医药教育、教学的快速发展，贯彻落实《国家中长期教育改革和发展规划纲要（2010-2020）》《医药卫生中长期人才发展规划（2011-2020）》《国务院办公厅关于深化高等学校创新创业教育改革的实施意见》的指示精神，北京中医药大学第一临床医学院、成都中医药大学附属医院、陕西中医药大学附属医院等多家医院的临床医师联合完成了本书的编写。

　　本书编者长期从事临床、教学和研究工作，有丰富的工作经验。本书实用价值高，旨在为实习医师、规培医师提供必备的外科专业知识与技能指导，也可以作为初涉外科工作者的参考用书。

　　本书共 12 章，包括手术基本知识、常用手术器械介绍、基本手术操作、常用穿刺技术、麻醉基本技术、普外科基本技术、泌尿外科基本技术、神经外科基本技术、骨科基本技术、腹腔镜相关技术、妇科基本技术、耳鼻喉科基本技术。

　　本书在编写过程中，虽经认真推敲修改，可能还会存在不足之处，望广大读者不吝赐教，以便再版时进一步修订提高。

编　者

2017 年 2 月

目 录

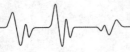

第一章 手术基本知识

第一节 手术基本概念

手术指医生用医疗器械对病人身体进行的切除、缝合等治疗。医生以刀、剪、针等器械在人体局部进行操作，来维持病人的健康，是外科的主要治疗方法，俗称"开刀"。目的是医治或诊断疾病，如去除病变组织、修复损伤、移植器官、改善机体的功能和形态等。早期手术仅限于用简单的手工方法，在体表进行切、割、缝，如脓肿引流、肿物切除、外伤缝合等。故手术是一种破坏组织完整性（切开），或使完整性受到破坏的组织复原（缝合）的操作。随着外科学的发展，手术领域不断扩大，已能在人体任何部位进行。应用的器械也不断更新，如手术刀有电刀、微波刀、超声波刀及激光刀等多种。手术逐步有了更广泛的含义。

第二节 手术的分类及分级制度

一、分类

1. 按学科分类

手术按学科可分为普通外科手术、骨科手术、泌尿系手术、胸科手术、心血管手术、脑神经手术、妇产科手术、眼科手术、耳鼻喉科手术及整形外科手术等。由于外科系统科学的不断发展，分工更精细，手术种类也更多而且专门化。如普通外科手术中又分出头颈部、腹部、肿瘤、烧伤和器官移植等手术；整形外科手术也分为以功能为主的整形手术和以美容为主的整容手术，甚至以鼻、眼、乳腺等器官划分专一的手术。

2. 按病情的急缓分类

（1）择期手术　施行手术的迟早不致影响效果的手术。如十二指肠溃疡经内科治疗无效，而需行胃大部切除术等。

（2）限期手术　施行手术时间虽然尚可选择，但不宜过久延迟的手术。例如胃癌、乳腺癌等各种癌的根治术，或十二指肠溃疡并发幽门梗阻准备行胃大部切除术等。

（3）急症手术　需在最短的时间内迅速施行的手术。如肝或脾破裂出血、绞窄性肠梗阻、硬膜外血肿、开放性骨折等。准备手术的时间应尽量缩短。

3. 按手术次数分类

（1）一期手术　即一次完成的手术，绝大多数手术属此类，如体表肿物切除等。

（2）分期手术　指由于各种条件的限制，需间隔一定时间分次完成的手术。如乙状结肠扭转，肠管已有坏死，切除坏死肠段后，因结肠血循环不良，细菌较多，一期吻合不易愈合，故可将两断端外置作结肠造瘘（临时性手术），以后再做二期吻合术（永久性手术）。整形外科用分期手术法，可将腹部皮瓣经上肢转移到头颈部。分期手术中，以二期手术为多。

4. 按手术目的分类

（1）诊断性手术　为明确诊断而做的手术。如活体组织检查、开腹探查术等。

（2）根治性手术　一般指肿瘤而言。良性肿瘤完整切除即可；恶性肿瘤根治手术则要求将原发灶与相应区域淋巴结一并切除。

（3）姑息性手术

5. 按污染情况分类

（1）无菌手术　指不受细菌沾染的手术。如甲状腺切除、疝修补、截骨术等。切口多愈合良好，瘢痕小，此即一期愈合。

（2）污染手术　操作中会受到细菌沾染的手术。如胃肠道手术，肠腔内细菌会污染手术区域。经适当处理，如术前肠道准备、术中减少沾染等，多数切口也能获得一期愈合。

（3）感染手术 指在已感染的部位进行操作的手术。如脓肿切开引流等。感染伤口要通过肉芽组织增生达到愈合，这称为二期愈合，又称瘢痕愈合。

二、分级制度

依据其技术难度、复杂性和风险度，将手术分为四级：

一级手术：指风险较低、过程简单、技术难度低的普通手术。

二级手术：指有一定风险、过程复杂程度一般、有一定技术难度的手术。

三级手术：指风险较高、过程较复杂、难度较大的手术。

四级手术：指风险高、过程复杂、难度大的重大手术。

第三节 切口分类及愈合分级

一、切口分类

根据创伤和外科手术中污染的可能性而划分切口类别。一般分为三类：

1. 清洁切口

用"Ⅰ"代表，是指非外伤性的、未感染的伤口；手术未进入呼吸道、消化道、泌尿生殖道及口咽部位；手术后亦无引流的伤口。指的是缝合的无菌切口，如甲状腺次全切除术等。

2. 可能污染切口

用"Ⅱ"代表，是指手术时可能带有污染的缝合切口，如胃大部切除术等。皮肤不容易彻底灭菌的部位、6小时内的伤口经过清创术缝合、新缝合的切口又再度切开者，都属于此类。

3. 污染切口

用"Ⅲ"代表，是指临近感染区或组织直接暴露于感染物的切口。如阑尾穿

孔后阑尾切除手术、肠梗阻坏死肠切除手术的切口，局部含有坏死组织的陈旧性
创伤伤口等。

二、伤口愈合分级

伤口愈合分级是判定伤口愈合情况的标准，分三级：

1. 甲级愈合

用"甲"字代表，是指愈合优良，没有不良反应的初期愈合。

2. 乙级愈合

用"乙"字代表，是指愈合欠佳，愈合处有炎症反应，如红肿、硬结、血
肿、积液等，但未化脓。

3. 丙级愈合

用"丙"字代表，是指切口化脓，需要作切开引流。

第四节　手术用品灭菌消毒与处理

一、高压蒸气灭菌法

高压蒸气灭菌法的应用最为普遍，效果也很可靠。高压蒸气灭菌器可分下排
气式和预真空式两类。国内运用最多的是下排气式灭菌器，其样式很多，有手提
式、卧式及立式等，但基本结构和作用原理相同。主体结构由一个具有两层壁的
耐高压的锅炉构成，蒸气进入消毒室内，积聚而使压力增高，室内温度也随之升
高。当蒸气压力达到 104.0 ～ 137.3kPa 时，温度可达 121 ～ 126℃。在此温度下
维持 30min，即能杀死包括具有顽强抵抗力的细菌芽孢在内的一切微生物。

使用高压蒸气灭菌器的注意事项：①需要灭菌的各种包裹不宜过大，一般不
超过 40cm×30cm×30cm，包扎也不宜过紧。②排尽灭菌器内的空气。空气和蒸
气不易混合，如果蒸锅内的空气未排尽将沉于锅底，使该部灭菌不彻底。空气遗
留在蒸锅内的比例越大，则灭菌的可靠性越小。根据相关实验，在没有空气的灭

菌器内，炭疽芽孢 3 分钟即可被杀死，如有 20% 以上的空气，则 10 分钟后才可杀死，含 34% 的空气时，半小时也杀不死。欲将蒸锅内的空气除去很复杂，且不是始终可以实现的。如能排除 90% 的空气，在实践中已达到了目的。③定期检查灭菌效果。测定灭菌器的灭菌效能的最好的方法，是定期进行细菌学检查，每月一次。④已经灭菌的物品应注明有效日期，并与未灭菌的物品分开放置。灭菌后的物品，可保持包内无菌 2 周。

二、煮沸法

煮沸法有专用的煮沸灭菌器，但一般的铝锅或不锈钢锅去油脂后，常也用来煮沸灭菌。此法适用于金属器械、玻璃制品及橡胶类物品等。在水中煮沸至 100℃并持续 15 ~ 20min，一般细菌即可杀灭，但芽孢至少需要煮沸 1 小时才能被杀灭。高原地区压力低，水的沸点也低，煮沸灭菌的时间需要相应延长。海拔高度每增加 500m，灭菌时间应延长 2min。为节省时间和保证灭菌质量，高原地区也可用压力锅作煮沸灭菌。压力锅的蒸气压力一般为 127.5kPa，锅内最高温度可达 124℃左右，10 分钟左右即可灭菌。

煮沸法的注意事项：①被灭菌的物品必须去油洗净，煮锅必须保持清洁无油脂，因为油脂可阻碍细菌和湿热的接触。灭菌物品必须全部放在水面以下，器械的关节必须打开。②煮沸时应盖紧锅盖，灭菌的时间应从煮沸后开始计算。如灭菌过程中必须加入其他物品，应重新计算时间。③玻璃类物品需要用纱布包裹，放入冷水中逐渐煮沸，以免其遇骤热而爆裂，玻璃注射器应将内芯拔出，分别用纱布包好。

三、火烧法

金属器械的灭菌可用此法。将金属器械置于搪瓷或金属盆中，倒入 95% 酒精少许，点火直接燃烧，即可达到灭菌的目的。但此法常使锐利器械变钝，又会使器械失去原有的光泽，因此仅用于紧急的特殊情况。

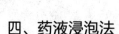

四、药液浸泡法

锐利器械、内窥镜和腹腔镜等不适于热力灭菌的器械，可用化学药液浸泡消毒。常用的有以下几种：

1. 2%中性戊二醛水溶液

浸泡时间为30min。常用于刀片、剪刀、缝针及显微器械的消毒。抑菌时间为10小时，药液应每周更换一次。

2. 10%甲醛溶液

浸泡时间为20～30min。适用于输尿管导管等树脂类、塑料类及有机玻璃制品的消毒。

3. 70%酒精

浸泡时间为30min。用途与戊二醛相同。目前较多用于已消毒过的物品的浸泡，以维持消毒状态。酒精应每周过滤一次，并核对浓度。

4. 1∶1000苯扎溴铵（新洁尔灭）溶液

浸泡时间为30min。虽也可用于刀片、剪刀及缝针的消毒，但因其消毒效果不及戊二醛溶液，故目前常用于已消毒的持物钳的浸泡。

5. 1∶1000氯己定（氯苯双胍己烷、洗必泰）溶液

浸泡时间为30min。抗菌作用较新洁尔灭强。

药液浸泡法注意事项：①浸泡前应将需要消毒的物品洗净、去脂并擦干。有些消毒剂与血液、脓汁、肥皂、油脂接触后，其作用可降低。②器械的关节必须打开，有腔物品必须排尽空气，使腔内充满消毒液，物品不可露出液面。③使用某些消毒剂浸泡金属器械时，如苯扎溴铵、洗必泰、消毒净等，必须加入防锈剂。如在1000mL溶液中加入5g亚硝酸钠或碳酸氢钠3g。④必须严格掌握浸泡时间，不应随时放入未消毒的物品。⑤器械等使用前，必须用无菌等渗盐水将消毒液冲洗干净，因为有些消毒液可能对组织和物品有损害作用。

第五节　术前准备

术前准备与病人手术的轻重缓急、范围大小及病人生理状况有密切关系。可能影响病人手术耐受能力的各种潜在因素包括心、肺、肝、肾、内分泌、血液、免疫系统的功能，以及营养和代谢状态等。据此可将病人分为手术耐受力良好和手术耐受力不良两种。

一、一般准备

包括心理方面准备和生理方面准备。

1. 心理方面准备

包括医务人员和病人及家属两方面。

2. 生理方面准备

使病人能够维持良好的生理状态，以安全渡过手术。

（1）适应手术后变化的锻炼　如练习床上大小便，练习正确的咳嗽和咯痰方法，术前2周开始停止吸烟等。

（2）备血和补液　纠正术前水、电解质代谢和酸碱平衡失调及贫血状态，术前做好血型鉴定及交叉配血试验，备好一定量的血液制品，有条件的病人可预采自体血。

（3）预防感染　包括病人间避免交叉感染，医务人员注意无菌原则和术中轻柔操作以减少组织损伤等。预防性使用抗生素的指征有：①涉及感染病灶或切口接近感染区的手术；②胃肠道手术；③操作时间长的大手术；④污染的创伤清创时间较长或难以彻底清创者；⑤癌肿手术和血管手术。

（4）胃肠道准备　主要针对胃肠道手术，病人应在手术前1～2天开始进流质饮食，如果行胃部手术，术前应清洁洗胃。如果行结直肠手术，则应行清洁灌肠，并于术前2～3天开始口服肠道杀菌药物，以减少术后感染机会。其他手术，病人从手术前12小时开始禁食，从术前4小时开始禁水，以防因麻醉或手

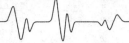

术过程中呕吐引起误吸、窒息或吸入性肺炎。

（5）热量、蛋白质和维生素　择期手术最好在术前1周左右，经口服或静脉提供充分的热量、蛋白质和维生素，以利于术后组织的修复和创口的愈合，提高防御感染的能力。

（6）其他　手术前一天或手术当日早晨，检查一次病人，如有发热，或女病人月经来潮，应延迟手术日期；手术前夜给以镇静剂，保证病人的充分睡眠；进手术室前排空尿液，必要时留置导尿管；手术前取下义齿，以防误咽等。

二、特殊准备

对耐受力不良的病人，除了要做好一般准备，还需做各种特殊准备。

1. 营养不良

营养不良病人蛋白质缺乏，耐受失血和休克等的能力降低，易引起组织水肿，影响愈合，且易并发严重感染，应在手术前予以纠正，争取达到正氮平衡状态。

2. 高血压

病人血压在160／100mmHg以上时，可能在诱导麻醉或手术时，出现脑血管意外或急性心力衰竭等危险，需应用降压药，使血压降到上述范围以下，但不必降到正常后才做手术。

3. 心脏病

心脏病病人的手术死亡率是一般病人的2.8倍。心脏病的类型不同，其耐受力也各不相同。

（1）耐受力良好的心脏病　非发绀型先天性心脏病、风湿性和高血压心脏病。

（2）耐受力较差的心脏病　冠状动脉粥样硬化性心脏病，房室传导阻滞易发生心脏停搏。

（3）耐受力很差的心脏病　急性心肌炎、急性心肌梗死和心力衰竭，除急症抢救外，手术应推迟。

4. 呼吸功能障碍

呼吸功能不全的主要表现是稍微活动就发生呼吸困难，哮喘和肺气肿是最常见的两种慢性病。对严重肺功能不全者，术前应做血气分析和肺功能检查，对伴有感染者，必须得到控制方可手术。术前准备：

（1）停止吸烟2周，鼓励病人深呼吸和咳嗽。

（2）应用麻黄素、氨茶碱或异丙肾上腺素雾化吸入。经常咯脓痰的病人，手术前3～5天开始应用抗菌药物，并做体位引流。

（3）经常发作哮喘的病人，可口服地塞米松。

（4）麻醉前给药量要少。

5. 肝脏疾病

常见的是肝炎和肝硬化。肝轻度损害，不影响手术耐受力；肝功损害较严重或濒于失代偿者，手术耐受力显著削弱，必须经过长时间严格准备，方可施行择期手术；肝功能有严重损害，表现有明显营养不良、腹水、黄疸及凝血功能障碍者，一般不宜施行任何手术。急性肝炎病人，除急症手术外，多不宜施行手术。

6. 肾脏疾病

凡有肾病者，均应进行肾功能检查，肾功能损害程度可根据24小时内生肌酐清除率和血尿素氮测定值判断，分为轻度、中度、重度。轻度、中度肾功能损害，经过内科处理，都能较好地耐受手术；重度肾功能损害者，只要在有效的透析疗法处理下，仍然能相当安全地耐受手术。

7. 肾上腺皮质功能不足

除慢性肾上腺皮质功能不足病人外，凡是正在应用或在6～12个月内曾用激素治疗超过1～2周者，可在手术前、当日、术后给予氢化可的松，直至手术应激过去后，便可停用。

8. 糖尿病

糖尿病病人手术耐受力差，手术前应适当控制血糖，纠正体液和酸碱平衡失调，改善营养状态。凡施行有感染可能的手术，术前都应使用抗菌药物。施行大手术前，要将病人血糖稳定于正常或轻度升高状态（5.6～11.2mmol/L）、尿

糖 + ～ ++。如果病人应用降糖药物或长效胰岛素，均改为短效胰岛素。手术中、手术后可在输液中给予胰岛素，比例为 5:1，术后胰岛素用量可据 4 ～ 6 小时尿糖测定给予。

术前准备的注意事项：①长期使用低盐饮食和利尿药物、水和电解质失调的病人，手术前需纠正；②贫血病人携氧能力差，手术前可少量多次输血矫正；③有心律失常者，根据不同原因区别对待，对偶发室性期前收缩，一般无须特别处理；④急性心肌梗死病人，6 个月内不施行择期手术，心力衰竭病人，最好在心力衰竭控制 3 ～ 4 周后再施行手术。

第六节　皮肤准备及消毒

任何手术均要通过皮肤或黏膜进入手术野才能进行操作。手术区域准备的目的是消灭拟作切口处及其周围皮肤上的细菌，防止细菌进入创口内。因此，手术区域准备便成为无菌操作的一个重要环节。

一、手术前一般准备

择期手术病人，手术前应对手术区进行清洗、剃毛和酒精消毒，并加以保护。

1. 择期手术病人在病情允许的情况下，术前一天要沐浴更衣，用肥皂温水洗净皮肤，尤其手术区域必须洗净。注意清除脐或会阴等处的积垢，以免影响手术台上的皮肤消毒，如皮肤上留有膏药或胶布粘贴痕迹，需用乙醚或松节油擦净。

2. 如为腹部手术应剃除阴毛；胸部和上肢手术应剃除同侧腋毛；头颅部应剃除一部分或全部头发，并用 70% 酒精涂擦，最后用无菌巾包裹。

3. 心血管手术、器官移植术、人工组织植入术等术前须用 3% 碘酊和 70% 酒精涂擦；骨科的无菌手术须用碘酊、酒精连续三天消毒准备，每天一次，用无菌巾包裹。

4. 儿外科手术除在头部者以外不必去毛。

5.一般非急症手术，若发现病人皮肤切口处有红疹、毛囊炎、小疖肿等炎症，应延期手术，以免造成切口感染。

6.烧伤后和其他病变的肉芽创面施行植皮术以前，需换药以尽量减轻感染和减少分泌物。

二、手术病人的体位

体位是指病人在手术台上的姿势。应根据具体的手术选择不同的体位，如腹部手术常用平卧位，脊柱后路手术用俯卧位，会阴部手术选截石位等。总的安置原则如下：

1.患者要安全舒适，骨性突出处要衬海绵或软垫，以防压伤。

2.手术部位应得到充分显露，并利于术者操作。

3.呼吸道要通畅，呼吸运动不能受限。

4.大血管不能受压，以免影响组织供血和静脉回流，如肢体须固定时要加软垫，不可过紧。

5.重要的神经不能受压或牵拉损伤，如上肢外展不得超过90度，以免损伤臂丛神经；下肢要保护腓总神经不受压；仰卧位时小腿要垫高，使足尖自然下垂。

三、手术区皮肤消毒

1. 消毒方法

（1）检查消毒区皮肤清洁情况。

（2）手臂消毒后（不戴手套），用无菌海绵钳夹持纱球（1个纱球蘸3%碘酊，两个纱球蘸70%酒精）。

（3）先用3%碘酊纱球涂擦手术区皮肤，待干后，再用70%酒精纱球涂擦两遍，脱净碘酊，或用碘伏直接涂擦皮肤两次，不用脱碘即可。

2.消毒方式

（1）环形或螺旋形消毒　用于小手术野的消毒。

（2）平行形或叠瓦形消毒　用于大手术野的消毒。

3. 消毒原则

（1）离心形消毒　清洁刀口皮肤消毒应从手术野中心部开始向周围涂擦。

（2）向心形消毒　感染伤口或肛门、会阴部的消毒，应从手术区外周清洁部向感染伤口或肛门、会阴部涂擦。

四、消毒溶液和消毒剂

手术部位所采用的消毒溶液由于手术病人年龄差异和手术部位不同而不同，手术野皮肤消毒所用的消毒剂种类也不同。

1. 婴幼儿皮肤消毒

婴幼儿皮肤柔嫩，一般不用70%酒精或0.75%碘酊消毒。对婴儿、会阴部、面部等手术区，用0.3%或0.5%碘伏消毒。

2. 颅脑外科、骨外科、心胸外科手术区皮肤消毒

用3%～4%碘酊消毒，待干后，用70%酒精脱碘。

3. 普通外科手术皮肤消毒

用3%～4%碘酊消毒，待干后，用70%酒精脱碘。或用1%（有效碘）碘伏消毒2遍，无须脱碘。

4. 会阴部手术消毒

会阴部皮肤黏膜用1%碘伏消毒2遍。

5. 五官科手术消毒

面部皮肤用70%酒精消毒2遍；口腔黏膜、鼻部黏膜消毒用0.5%碘伏或2%红汞消毒。

6. 植皮术对供皮区的皮肤消毒

用70%酒精涂擦2～3遍。

7. 皮肤受损沾染者的消毒

烧伤清创和新鲜创伤的清创，用无菌生理盐水反复冲洗，至创面基本上清洁时拭干。烧伤创面按其深度处理。创伤的伤口内用3%过氧化氢和1∶10碘伏浸泡消毒，外周皮肤按常规消毒。创伤较重者在缝合伤口前还需重新消毒铺巾。

五、手术野皮肤消毒范围

病人手术区的准备目的是消灭拟作切口处及其周围皮肤上的细菌。如皮肤上有较多油脂或胶布粘贴的残迹，可先用汽油或松节油拭去。然后用 2.5% ～ 3% 碘酊涂擦皮肤，待碘酊干后，以 70% 酒精涂擦两遍，将碘酊擦净。另一种消毒方法是用 0.5% 碘尔康溶液或 1 : 1000 苯扎溴铵溶液涂擦两遍。对婴儿、面部皮肤、口腔、肛门、外生殖器等部位，可选用刺激性小、作用较持久的 0.75% 吡咯烷酮碘消毒。在植皮时，供皮区的消毒可用 70% 酒精涂擦 2 至 3 次。

注意事项：①涂擦上述药液时，应由手术区中心部向四周涂擦。如为感染伤口，或为肛门区手术，则应自手术区外周涂向感染伤口或会阴、肛门处。已经接触污染部位的药液纱布，不应再返擦清洁处；②手术区皮肤消毒范围要包括手术切口周围 15cm 的区域。如手术有延长切口的可能，则应事先相应扩大皮肤消毒范围。

六、注意事项

1. 面部、口唇和会阴部黏膜、阴囊等处，不能耐受碘酊的刺激，宜用刺激性小的消毒液来代替。如用 2% 红汞或 0.5% 碘伏液消毒，以上两种消毒剂都不能与碘接触或混用。

2. 涂擦各种消毒溶液时，应稍用力，以便增加消毒剂渗透力。

3. 清洁刀口应以切口为中心向四周消毒；感染伤口或肛门处手术，则应由手术区外周开始向感染伤口或肛门处消毒。已接触消毒范围边缘或污染部位的消毒纱布，不能再返擦清洁处。

4. 消毒范围要包括手术切口周围 15 ～ 20cm 的区域，如有延长切口的可能，则应扩大消毒范围。

5. 消毒腹部皮肤时，先在脐窝中滴数滴消毒溶液，待皮肤消毒完毕后再擦净。

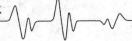

6.碘酒纱球勿蘸过多，以免流散他处，烧伤皮肤。脱碘必须干净。

7.消毒者双手勿与病人皮肤或其他未消毒物品接触，消毒用钳不可放回手术器械桌。

第七节　术后处理

术前、术后处理在外科又称为"围手术期处理"，其意义和作用在于保证手术顺利完成，防止手术并发症发生，促进病人早期康复。手术的终了并不是治疗的结束，仅仅是完成了手术治疗的一个阶段。

术后处理包括全身处理和局部处理。

一、全身处理

患者从手术室回到病房后，首先注意观察生命指征的变化。常见的反应有：

1.失血反应

病人血压较低，并有持续下降的趋势，精神恍惚，面色苍白，四肢冰冷，少尿，脉微弱。原因：术中病人失血过多，补充不足，体内有效血容量不足。诊断：失血性休克。

处理原则：①继续保持输液、输血通道。②迅速补充有效血容量——输全血、输液。③直至补到血压回升，并保持相对稳定为止。

2.麻醉反应

（1）全身麻醉　全麻术一般在手术结束的同时，病人应该基本苏醒。若病人返回病房后仍未苏醒，并逐渐出现意识不清、呼吸困难，血压相对稳定，可诊断为全麻反应。

处理原则：速请麻醉师会诊及处理。

（2）硬膜外麻醉或腰麻　若过早活动，易引起头痛、恶心、呕吐、腰痛，甚至遗留头痛、腰痛。原因：因过早活动而引起。

处理原则：术后绝对平卧6小时以上，不垫枕、不抬头、不翻身、不侧卧、不坐起、不进食水。

3. 术后疼痛表现

（1）术后麻醉作用消除，切口出现疼痛，尤其在术后 1 ～ 3 天最明显。

（2）疼痛的程度 与病人的个体差异有关，每个人的痛域、耐受程度不同；与手术部位、大小有关。

处理原则：①必要时可给予适量止痛剂，但不宜多用、久用，以免成瘾，如度冷丁。②若病人能够忍受，则白天不用，晚 10 点以后再用。③留置止痛泵。

4. 排尿困难表现

若术前留置有导尿管并在术后带回病房，可保留 6 ～ 8 小时后拔除，以避免引发泌尿系统感染。一般病人在导尿管拔除后，大多可自主排尿。若拔除导尿管 6 ～ 8 小时后病人仍不能自主排尿，可导致膀胱憋胀，甚或下腹部疼痛。触诊及叩诊：膀胱充盈，其上界均超过耻骨联合的上缘，诊断为急性尿潴留。

处理原则：①在下腹部用热毛巾、热水袋等热敷；②在下腹部"丹田穴"点穴、按摩、针灸；③"条件反射法"，用流水冲击空盆的流水声，刺激病人排尿；④临时导尿一次，但不留置导尿管；⑤若病人仍不能自主排尿，只能再次留置导尿管，直至能够自主排尿。

5. 术后感染表现

可根据手术部位及感染部位分类：

（1）软组织感染 切口延期愈合，肌肉或肌腱粘连，骨折迟延愈合，或不愈合，瘢痕增大。

（2）关节内感染 破坏关节内部结构，损伤关节囊、关节软骨面，致关节粘连、僵硬，甚或畸形、残废。

（3）骨髓腔感染 致破坏骨质、骨髓腔，死骨形成，长期反复迁延难愈，进一步导致病理性骨折。

（4）椎间隙感染 可引起剧痛，甚或影响脊髓功能。

（5）椎管内感染 可影响脊髓或脑部功能，危及生命。

因此，骨科术后一旦感染，会引起严重的后果，绝不能大意。一般情况下，术前准备充分、术中严格无菌操作，则感染几率较小，尽管如此，为安全起见，术后仍应选用广谱抗生素一周左右。若手术复杂，切口较大，显露范围广泛，手术时间较长，则术后感染几率倍增，术后应立即使用广谱抗生素一周以上，并密切观察病人切口情况及体温变化，定期查血常规。如果出现感染症状，要及时使用有效抗生素，并配合中药综合治疗。

6. 术后饮食及营养

（1）局部麻醉、神经干阻滞麻醉的病人，术后一般即可进普食。

（2）全麻病人，在术后 6～8 小时，完全清醒以后，方可进普食。

（3）因术后机体恢复、切口修复痊愈均需营养补充，应尽量调整饮食，选择营养丰富、易消化的食物，有针对性地补充富含热量、蛋白质、维生素等营养成分的食物。

二、局部处理

术后病人回到病房，要注意观察局部情况，发现问题及时处理。

1. 观察伤口渗血情况

（1）出血原因　①术中骨面（断面、手术创面）或髓腔的出血，不易止，术后可继续渗血。②术中止血不彻底，易导致术后持续出血。

（2）观察及处理　观察伤口敷料渗血情况，根据伤口渗血程度的大小来推断伤口出血情况：①若切口敷料渗血不严重，仅是骨面或髓腔的出血，采取用棉垫加压包扎的方法；同时，可视情况给予止血剂。②若切口敷料渗血不止，并逐渐加重，且血压下降（每 10～15 分钟测一次），虽经输血，血压仍然不稳，伴面色苍白、烦躁、少尿，应考虑术中止血不彻底或有新的出血点产生，导致术后继续出血，应果断再次手术探查，查明出血点，彻底止血。

2. 换药

（1）原因　①打开敷料，观察切口的渗血及渗出情况，以及是否有红肿等感染现象。②敷料只有在干燥的情况下，才有阻隔细菌的作用，且最多不能超过 48 小时。

（2）处理原则　①术后 24～48 小时以内，更换敷料一次。②此后，2～3 天更换敷料一次，直至切口愈合，拆线。③平时只要敷料被渗血或渗出物渗透，就要及时更换。

3. 观察患肢末梢血运、感觉、运动情况

（1）原因　①若损伤较重，伤肢周径会随肿胀变化。②若出现肿胀加重，可能加压包扎不当，或超时。③石膏托、石膏管形外固定，石膏压迫血管、神经。以上均可出现患肢末梢血运、感觉及运动的障碍。

（2）观察　①血运：观察末梢皮色，触摸末梢皮温，测知末梢甲床充盈时间；触摸末梢桡动脉、足背动脉搏动情况。②感觉：询问患肢自觉感觉变化，如疼痛、麻木、针刺，并标记出感觉变化区域、范围。③运动：观察末梢指（趾）的主动、被动的运动变化，检测肌力的变化。

（3）处理　发现异常情况时应及时、果断处理。如及时松开绷带，抬高患肢，输液及配合中药治疗消除肿胀，必要时，患肢切减张切口。

4. 拔除引流

（1）若切口内放置了引流条（管），一般在 24 小时以内，第一次换药时就应拔除，并核对数量、记录。

（2）若术后渗出物较多，可在 48 小时左右拔除引流条（管）。

（3）引流条（管）一般不能留置过久，过久易导致逆行感染。

第八节　无菌巾、单铺盖方法

一、目的

显露手术切口所必需的最小皮肤区，遮盖手术病人其他部位，使手术周围环境成为一个较大范围的无菌区域，防止细菌进入切口，以避免和尽量减少手术中的污染，手术所用铺巾应保持干燥。

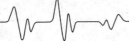

二、方法

手术部位皮肤消毒后，由执行消毒的医生和器械护士，按顺序于手术区周围先铺无菌巾，再铺盖无菌单。大手术要求将病人全身或大部遮住，仅露出切口部。一般至少要盖有四层无菌巾单。现介绍几种常见手术的无菌巾、单铺盖方法。

1. 头部手术（额、颞、顶部）

需剖腹单 1 条、大包布 1 条、中单 3 条、治疗巾 5 块。铺盖步骤：①大包布双折，置于病人头下；②治疗巾 4 块，遮盖切口的四周；③中单 1 条，双折盖于面部器械盘上；④中单 1 条，从下围于头部；⑤中单 1 条，一端面部器械盘上，一端与切口平齐；⑥铺剖腹单，用薄膜手术巾铺置切口处；⑦治疗巾 1 块双折，巾嵌固定于器械盘边缘，用于盛放双极镊等。

2. 眼部手术

需剖腹单 1 条、中单 2 条、大包布 1 条、治疗巾 4 块（或洞巾 1 条）。铺盖步骤：①同头部手术①；②用治疗巾包裹病人头部，并以巾钳固定；③用治疗巾 2 块，于面部左、右各交叉铺治疗巾 1 块，露出眼部（将鼻梁盖住）；④额部（齐眉处）铺治疗巾 1 块，盖住头以上部分，于治疗巾交叉点处用薄膜手术巾铺置；⑤横置中单 1 条，盖住鼻以下部分，固定中单；⑥铺剖腹单。

3. 鼻部、扁桃体及口腔内手术

需大单 1 条、中单 1 条、治疗巾 4 块。铺盖步骤：①同眼科手术①、②，但需盖住双眼；②用治疗巾 2 块，于面、颈部左、右各交叉铺治疗巾 1 块，以显露手术部位，用薄膜手术巾铺置手术部位；③用大单 1 条，铺盖全身；④用治疗巾 1 块，盖于器械盘上；⑤口腔外手术，铺单法同上，但需另加大单 2 条，铺盖全身。

4. 腹部手术

需治疗巾 5 块、中单 2 条、剖腹单 1 条。铺盖步骤：①护士传递第 1 块治疗巾折边向着助手；②助手接第 1 块治疗巾，盖住切口下方；③第 2 块治疗巾盖住切口对侧；④第 3 块治疗巾盖住切口上方；⑤第 4 块无菌巾盖住切口贴近助手的一侧；⑥4 块治疗巾铺置手术切口四周；⑦切口上下各铺一条中单，先向上外翻展开，盖住上身及麻醉架，再向下外翻展开，盖住下身及手术托盘；⑧将薄膜手术巾放于切口一侧，撕开一头防粘纸并向对侧拉开；将薄膜手术巾敷于手术切口部位；⑨铺剖腹单，开口正对切口部位，箭头朝上，先向上展开，盖住麻醉架，再向下展开，盖住手术托盘及床尾。

5. 颈部手术

需治疗巾 6 块、颈部手术单 1 条、中单 2 条。铺盖步骤：①将治疗巾卷成团状，填于颈部两侧；②手术区四周铺治疗巾，用巾钳固定；③切口上下各铺一条中单，先向上双层展开，盖住面部上方的托盘，再向下外翻展开，盖住下身及下方托盘；④铺颈部手术单，注意单头上的标志，方法同铺剖腹单。

6. 胸部

（侧卧式）手术：需治疗巾 6 块、剖胸单 1 条、中单 2 条。铺盖步骤：①先在手术侧及对侧身体下面铺治疗巾 2 块，再用治疗巾 4 块遮住切口四周；②切口上下各铺一条中单，先向上双层展开，盖住上方的麻醉架，再向下外翻展开，盖住下身及托盘；③将薄膜手术巾放于切口一侧，撕开一头防粘纸并向对侧拉开；将薄膜手术巾敷于手术切口部位；④铺剖胸单，注意单头上的标志，方法同铺剖腹单。

7. 会阴部手术

需中单 1 条、无菌巾 5 块、会阴手术单 1 条。铺盖步骤：①将中单双折外加治疗巾 1 条置于病人臀部下面；②用 4 块无菌巾固定于手术区的四周；③医生及护士共同铺置会阴手术单；④切口上铺一条中单，向上外翻展开，盖住上身及托盘；⑤将薄膜手术巾放于切口一侧，撕开一头防粘纸并向对侧拉开；将薄膜手术巾敷于手术切口部位；⑥铺剖腹单，开口正对切口部位，箭头朝上，先向上展开，盖住托盘，再向下展开至会阴部。

8. 下肢手术

需大包布 1 条、治疗巾 2 块、无菌绷带 1 圈、中单 4 条、剖腹单 1 条。铺盖步骤以膝部手术为例：①抬高病人下肢消毒皮肤后，自臀部往下横置双折中单，盖住手术台及对侧下肢；②治疗巾1块围绕手术区上方，用巾钳固定；在治疗巾近切口端再环绕治疗巾1块，并用巾钳固定；③自臀部至下肢末端，先后加铺2条中单；④大包布置中单上准备包扎小腿及脚，包小腿及脚的包布外面用无菌绷带包扎，置于中单上；⑤1条中单自切口上缘向上展开；⑥铺剖腹单，手术侧下肢由洞口伸出；⑦将薄膜手术巾敷于手术切口部位。

9. 上肢手术

需大包布1条、治疗巾2块、无菌绷带1圈、中单4条、剖腹单1条。铺盖步骤以肘部手术为例：①病人上肢抬高消毒后，自腋部向下横置双折中单；②治疗巾1块环绕充气止血带，用巾钳固定；在治疗巾近切口端再环绕治疗巾1块，并用巾钳固定；③自腋部至上肢末端，先后加铺2条中单；④对折大包布置中单上准备包扎手和手臂，放平手臂，并用无菌绷带包扎；⑤1条中单自切口上缘斜向上盖住胸口部及麻醉架；⑥铺剖腹单，手术侧上肢由洞口伸出；⑦将薄膜手术巾敷于手术切口部位。

10. 乳房根治术

需大单3条、中单6条、无菌巾8～10块、无菌绷带1卷。铺盖步骤：①抬起病人患侧上肢，进行皮肤消毒，用1条双折中单置于术侧胸外侧之下及肩下，再用1条中单双折遮盖上臂托架；②术侧胸外侧之下及肩下再铺1块治疗巾；③用大包布铺于上述中单的上面，放下手及前臂，用大包布将手及前臂包好，并用无菌绷带包扎；④用5块治疗巾遮盖手术区的四周（即锁骨以上、胸骨中线、肋缘下、腋后线及肩部等），并用巾钳固定；⑤用1条中单自切口上缘向上展开，盖住身体上部及麻醉架；⑥用1条中单自切口下缘向下展开，遮住肋缘以下及下肢；⑦铺剖胸单，注意单头上的标志。

三、铺无菌巾、单的注意事项

1. 铺巾前，器械护士先穿戴好灭菌手术衣及手套，铺巾者需行严格无菌消毒。消毒的手臂不能接触靠近手术区的灭菌敷料，铺单时，双手只能接触手术单的边角部，先铺对侧，后铺近侧；若铺巾者穿戴好灭菌手术衣及手套，铺巾时则应先铺近侧。

2. 铺无菌单时，应该由穿戴好灭菌手术衣及手套的器械护士和手术医师来完成，而不是用消毒手直接拿取无菌单。无菌单距离切口 2～3cm 落下，悬垂至手术床缘 30cm 以下。

3. 根据手术的需要选择不同的巾单。由于一般铺巾为普通织物，其透水性易湿润巾单而利于细菌通过，手术切口亦未能与周围皮肤严密分离，故在手术时可用无菌切口薄膜粘贴于手术区或选择防水的巾单铺盖。

4. 打开的无菌单与治疗巾，勿使其下缘接触无菌衣腰平面以下及其他有菌物品。铺无菌单时如被污染应立即更换。

5. 无菌巾一旦放下，不要移动，如必须移动时，只能由内向外，不得由外向内。

铺单时，双手只能接触手术单的边角部，避免接触手术切口周围的无菌手术单部分。

6. 铺中单、大单时，要手握单角向内卷遮住手背，以防手碰到周围非无菌物品如麻醉架、输液管等而被污染。

7. 切口周围及手术托盘的无菌单至少 4 层以上，手术托盘的无菌单应下垂盘缘下 30cm 以上。术中一经浸湿，即失去无菌隔离作用，应重新加盖无菌单。

第九节　手术人员的配合

一、个人卫生和健康

手术室工作人员应严格讲究卫生。手指甲应剪短，有呼吸道疾病、开放伤口、眼鼻喉部感染者，均不宜进入手术室。

二、手术室制度

1. 工作人员进入手术室制度

严格遵守无菌原则，穿手术室备好的衣、裤、鞋，戴口罩、帽子。保持手术室清洁、安静，禁止吸烟或大声喧哗。有呼吸道感染及化脓性病灶者原则上不进入手术室。加强工作计划性，减少出入手术室的次数。

2. 手术室参观制度

参观人员应穿手术室准备的衣、裤、鞋，戴口罩、帽子。每间手术室参观人员不应超过 3 人。参观时严格遵守无菌规则，站在指定的地点。参观者不得距手术台太近或站立过高，不得随意走动。参观感染手术后不得再到其他手术间参观。

3. 消毒隔离制度

每次手术后彻底清扫洗刷，清除污染敷料和杂物，紫外线灯照射消毒，接台手术需照射 30 分钟后才可再次施行手术。所用物品、器械、敷料、无菌物品应每周消毒一次。打开的无菌物品及器械保留 24 小时后应重新消毒灭菌。氧气管、各种导管、引流装置等用后浸泡在消毒液内消毒，并每天更换消毒液一次，定期作细菌培养。无菌手术间与有菌手术间相对固定，无条件固定者，应先施行无菌手术，后施行污染或感染手术。

4. 手术室空气消毒

手术室内空气应定期消毒，通常采用乳酸消毒法。100m³ 空间可用 80% 乳酸 12mL 倒入锅内，置于三脚架上，架下酒精灯加热，待蒸发完后将火熄灭，紧闭门窗 30 分钟后打开门窗通风。

第十节　手术操作基本原则及要求

在手术过程中，虽然器械和物品都已灭菌、消毒，手术人员也已洗手、消毒，穿戴无菌手术衣和手套，手术区也已消毒和铺无菌布单，为手术提供了一个无菌操作环境，但是，还需要一定的无菌操作规则来保证已灭菌和消毒的物品或手术区域免受污染，手术进行中的无菌原则包括：

1. 手术人员穿无菌手术衣后应避免受到污染。手术衣的无菌范围是腋前线颈部以下至腰部及手部至肘关节以上 5cm。手术台边缘以下的布单均属有菌区域，不可用手接触。

2. 手术人员及参观人员尽量减少在手术室内走动。

3. 非洗手人员不可接触已消毒灭菌的物品。

4. 洗手人员面对面，面向消毒的手术区域，只能接触已消毒的物品。

5. 如怀疑消毒物品受到污染，应重新消毒后再使用。

6. 无菌布单如已被浸湿，应及时更换或盖上新的布单，否则可将细菌从有菌区域带到消毒物的表面。

7. 不可在手术人员的背后传递器械及手术用品。

8. 如手套破损或接触到有菌的地方，应更换无菌手套。前臂或肘部碰触有菌的地方，应更换无菌手术衣或加套无菌袖套，污染范围极小的也可贴上无菌胶膜。

9. 在手术过程中，同侧手术人员如需调换位置时，应先退后一步，转过身，背对背地转到另一位置。

10. 作皮肤切口及缝合皮肤之前，需用 70%酒精或 2.5%～3%的碘酊涂擦消毒皮肤一次。切开空腔脏器之前，应先用纱布垫保护周围组织，以防止或减少污染。

第十一节 现代手术室介绍

手术室是为病人提供手术及抢救的场所，是医院的重要技术部门。手术室不但要与手术科室相接连，还要与血库、监护室、麻醉复苏室等临近。日常手术中，切口感染的发生仍需临床医师重视，需抓好手术切口感染四条途径，即手术室的空气、手术所需的物品、医生护士的手指及病人的皮肤。医护人员需明确各

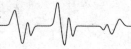

个环节的管理，防止感染，确保手术成功率。手术室要求设计合理，设备齐全，护士工作反应灵敏、快捷，有高效的工作效率。另外，随着外科技术飞速发展，手术室工作日趋现代化，手术室要有一套严格合理的规章制度和无菌操作规范。

一、手术室简介

高效安全的手术室空气净化系统，可以保证手术室的无菌环境，可以满足器官移植、心脏、血管、人工关节置换等手术所需的高度无菌环境。

采用高效低毒消毒剂，并合理使用，是保障一般手术室无菌环境的有力措施。根据不断讨论与反复斟酌，修订后的《综合医院建筑设计规范》中，关于一般手术室的条文最终确定为："一般手术室应采用末端过滤器不低于高中效过滤器的空调系统或新风系统。室内保持正压，换气次数不得低于 6 次 / 小时"。其他未涉及参数，如温度、湿度等，可参照Ⅳ级洁净手术室。

二、手术室分类

按手术有菌或无菌的程度，手术间可划分成以下 5 类：

1. Ⅰ类手术间

即无菌净化手术间，主要接受颅脑、心脏、脏器移植等手术。

2. Ⅱ类手术间

即无菌手术间，主要接受脾切除手术、闭合性骨折切开复位术、眼内手术、甲状腺切除术等无菌手术。

3. Ⅲ类手术间

即有菌手术间，接受胃、胆囊、肝、阑尾、肾、肺等部位的手术。

4. Ⅳ类手术间

即感染手术间，主要接受阑尾穿孔腹膜炎手术、结核性脓肿、脓肿切开引流等手术。

5. Ⅴ类手术间

即特殊感染手术间，主要接受绿脓杆菌、气性坏疽杆菌、破伤风杆菌等感染的手术。

按不同专科，手术间又可分为普外科、骨科、妇产科、脑外科、心胸外科、泌尿外科、烧伤科、五官科等手术间。由于各专科的手术往往需要配置专门的设备及器械，因此，专科手术的手术间应相对固定。

三、手术室房间

一个完整的手术室包括以下几部分：

1. 卫生通过用房

包括换鞋处、更衣室、淋浴间、风淋室等。

2. 手术用房

包括普通手术间、无菌手术间、层流净化手术间等。

3. 手术辅助用房

包括洗手间、麻醉间、复苏间、清创间、石膏间等。

4. 消毒供应用房

包括消毒间、供应间、器械间、敷料间等。

5. 实验诊断用房

包括 X 线、内窥镜、病理、超声等检查室。

6. 教学用房

包括手术观察台、闭路电视示教室等。

四、手术室的区域划分

手术室须严格划分为限制区（无菌手术间）、半限制区（污染手术间）和非限制区。

三区分隔开的设计有二：一为将限制区与半限制区分设在不同楼层的两部分，这种设计可彻底进行卫生学隔离，但需两套设施，增加工作人员，管理不便；二为在同一楼层的不同段设限制区和非限制区，中间由半限制区过渡，设备共用，这种设计管理较为方便。

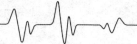

限制区包括无菌手术间、洗手间、无菌室、贮药室等。半限制区包括急诊手术间或污染手术间、器械敷料准备室、麻醉准备室、消毒室。非限制区设更衣室、石膏室、标本间、污物处理间、麻醉复苏室和护士办公室、医护人员休息室、餐厅、手术病人家属休息室等。值班室和护士办公室应设在入口近处。

五、手术室的位置

手术室应设在安静、清洁、便于和相关科室联络的位置。以低平建筑为主体的医院，应选择在侧翼；以高层建筑为主体的医院，应选择主楼的中间层。手术室和其他科室、部门的位置配置原则是：靠近手术科室、血库、影像诊断科、实验诊断科、病理诊断科等，便于工作联系，宜远离锅炉房、修理室、污水污物处理站等，以避免污染，减少噪声。手术间应尽量避免阳光直接照射，以朝北为易，也可采用有色玻璃遮挡，以利于人工照明。手术室的朝向应避开风口，以减少室内尘埃密度和空气污染。通常是集中布置，构成一个相对独立的医疗区，包括手术部分和供应部分。

六、手术室的布局

手术室总体布局需合理完备。手术室内部需采用双通道方案，即无菌手术通道，包括医护人员通道、病人通道、洁净物品供应通道和非洁净处置通道，其主要用于手术后器械、敷料的污物流线。另外，还宜配备抢救病人专用的绿色通道，可以使危重病人得到最及时的救治。多种通道的合理配置，可以使手术室的各项工作更好地做到消毒隔离，洁污分流，最大限度地避免交叉感染。

七、手术室的空气净化

手术室分为很多手术间，按净化的不同级别可分为百级手术间、千级手术间、万级手术间等。不同级别的手术间有着不同的用途：百级手术间用于关节置换、神经外科、心脏手术；千级手术间用于骨科、普外科、整形外科中的一类伤口手术；万级手术间用于胸外科、耳鼻喉科、泌尿外科手术和普外科中除一类伤口的手术；正负压切换的手术间可用于特殊感染手术的开展。净化空调在防止感染和保证手术成功方面有着不可替代的作用，是手术室中不可缺少的配套设施。高水平手术室要求高质量的净化空调，而高质量的净化空调才能保证手术室的高水平。

手术室的空气压力根据其不同区域（如手术间、无菌准备间、刷手间、麻醉间和周围干净区域等）洁净度不同要求而不同。不同级别的层流手术室其空气洁净度标准不同，例如美国联邦标准 1000 级为每立方尺空气中 ≥ 0.5μm 的尘粒数 ≤ 1000 颗，或每升空气中 ≤ 35 颗。10000 级层流手术室的标准为每立方尺空气中 ≥ 0.5μm 的尘粒数 ≤ 10000 颗，或每升空气中 ≤ 350 颗，以此类推。手术室通风的主要目的是排出各工作间内的废气；确保各工作间必要的新鲜空气量；去除尘埃和微生物；保持室内必要的正压。能满足手术室通风要求的机械通风方式有以下两种：①机械送风与机械排风并用。这种通风方式可控制换气次数、换气量及室内压力，通气效果较好。②机械送风与自然排风并用。这种通风方式的换气及换气次数受一定限制，通风效果不如前者。手术室的洁净级别主要是以空气中的尘埃粒子数和生物粒子数来区分。目前，最常用的是美国宇航局分类标准。净化技术通过正压净化送风气流控制洁净度来达到无菌的目的。

根据送气方式不同，净化技术可分为紊流系统和层流系统两种。

1. 紊流系统

紊流系统的送风口及高效过滤器设于顶棚，回风口设于两侧或一侧墙面下部，过滤器和空气处理比较简单，扩建方便，造价较低，但换气次数少，一般为 10～50 次 / 小时，容易产生涡流，污染粒子可能在室内涡流区悬浮循环流动，形成污染气流，降低室内净化度。只适用于美国宇航局分类标准中 10 000 ～ 1 000 000 级的净化室。

2. 层流系统

层流系统利用分布均匀和流速适当的气流，将微粒、尘埃通过回风口带出手术室，不产生涡流，故没有浮动的尘埃，净化度随换气次数的增加而提高，适用于美国宇航局分类标准中 100 级的手术室。但过滤器密封破损率比较大，且造价较高。

八、手术室的设备

手术室墙面和天花板应采用可隔音、坚实、光滑、无空隙、防火、防湿、易清洁的材料。颜色采用淡蓝、淡绿为宜。墙角应呈圆形，防止积灰。观片灯及药品柜、操作台等应设在墙内。

门应宽大、无门槛，便于平车进出，应避免使用易摆动的弹簧门，以防气流使尘土及细菌飞扬。窗应双层，最好用铝合金窗框，有利于防尘保温。窗玻璃以茶色为宜。

走廊宽度应不少于 2.5m，便于平车运转及避免来往人员碰撞。地应采用坚硬、光滑、易刷洗的材料建造。地面稍倾斜向一角，低处设地漏，利于排出污水，排水孔加盖，以免污染空气进入室内或被异物堵塞。

手术室电源应有双相供电设施，以保证安全运转。各手术间应有足够的电源插座，便于各种仪器设备的供电。插座应有防火花装置，手术间地面有导电设备，以防火花引起爆炸。电源插座应加盖密封，防止进水，避免电路发生故障影响手术。总电源线集中设在墙内，中央吸引及氧气管道装置都应设在墙内。

照明设施：普通照明灯应安装在墙壁或房顶，手术照明灯应安装子母无影灯，并备有升降照明灯。

水源和防火设施：各工作间应安装自来水龙头，便于冲洗。走廊及辅助间应装置灭火器，保证安全。冷热水及高压蒸气应有充分保证。

通风过滤除菌装置：现代手术室应建立完善的通风过滤除菌装置，使空气净化。其通风方式有湍流式、层流式、垂直式，可酌情选用。

手术室出入路线布局：出入路线的布局设计需符合功能流程与洁污分区要求，应设三条出入路线，一为工作人员出入路线，二为伤病人出入路线，三为器械敷料等循环供应路线，尽量做到隔离，避免交叉感染。

手术间的温度调节非常重要，应有冷暖气调节设备。空调机应设在上层屋顶内，室温保持在 24～26℃，相对湿度以 50% 左右为宜。一般手术间为

$35 \sim 45m^2$，特殊房间约 $60m^2$，适用于体外循环手术、器官移植手术等；小手术间面积在 $20 \sim 30m^2$。

九、手术室的人员

手术室护士和手术室床一般按 $3:1$ 的比例配置，包括器械护士、巡回护士及外勤等。手术室有严格的工作制度和无菌要求。进入手术室的所有人员必须按照无菌技术操作原则，避免交叉感染。

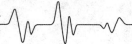

第二章　常用手术器械介绍

一、手术刀

手术刀用于切割组织，由刀柄和刀片构成（如图 2-1 所示）。刀柄有长短之分，刀片有圆刀、尖刀之分，其中圆刀又有小圆刀、中圆刀和大圆刀之分。一般情况下，大圆刀、中圆刀用于切开皮肤、皮下、肌肉、骨膜等组织；小圆刀用于需精细操作的组织；尖刀用于切开血管、神经、胃肠道及心脏组织。

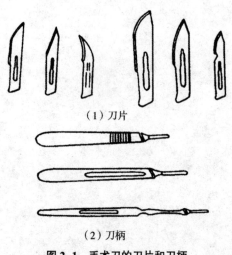

（1）刀片

（2）刀柄

图 2-1　手术刀的刀片和刀柄

使用方法：

临床上有 4 种使用手术刀的方法（如图 2-2 所示）。

（1）持弓法　动作幅度大而灵活，多用于较大切口的皮肤切开，特别适用于胸腹部、四肢的皮肤切开。

（2）抓持法　用力较大，切割范围广，多用于大块组织的切割，如截肢等。

（3）**执笔法**　动作轻巧精细，适用于较小切口的皮肤切开，如面部皮肤切开；还常用于解剖血管、神经等重要组织。

（4）**反挑法**　用于切开管道器官，如胆总管、肠管等，也用于浅表脓肿的切开引流，能避免深部组织的损伤。

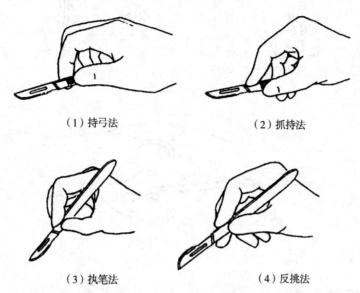

（1）持弓法　　　　　　　　　　（2）抓持法

（3）执笔法　　　　　　　　　　（4）反挑法

图 2-2　手术刀的使用方法

二、手术剪

手术剪用于剪开组织、缝线或特殊材料。按形状可分为直剪和弯剪，按用途可分为组织剪和线剪（如图 2-3 所示）。组织剪为薄刃，用于切开、分离组织；线剪为厚刃，用于剪断缝线、引流管、敷料等。

使用方法：

正确的使用方法具有三角稳定性（如图 2-4 所示）。切割组织时，一般采用正剪法或反剪法（如图 2-5 所示）；为了增加稳定性，还可采用扶剪法（如图 2-6 所示）。

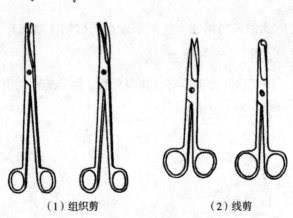

（1）组织剪　　　　　　　（2）线剪

图 2-3　手术剪

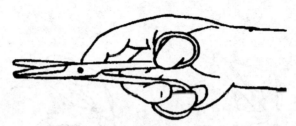

图 2-4　执剪方法

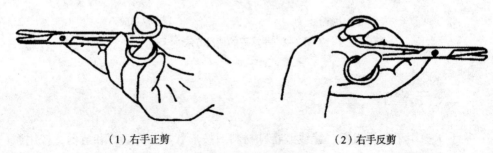

（1）右手正剪　　　　　　　　　　（2）右手反剪

图 2-5　正剪法和反剪法

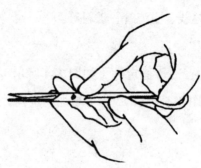

图 2-6　扶剪法

三、手术镊

手术镊用于夹持、辅助解剖及缝合组织。按尖端形态可分为有齿镊和无齿镊，按大小可分为长镊、中镊和短镊。有齿镊夹持力强，对组织损伤较大，仅用于夹持较硬的组织，如皮肤、筋膜、瘢痕等；无齿镊用途广泛，可用于夹持所有的组织及脏器。长镊用于深部操作，中镊、短镊用于浅部操作（如图 2-7 所示）。

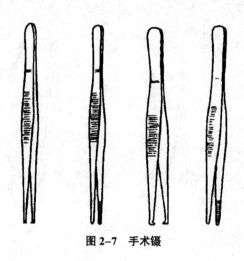

图 2-7　手术镊

使用方法：

正确的执镊方法可使操作灵活、便于掌握力度大小（如图 2-8 所示）；错误的执镊方法可影响操作的灵活性，不易控制夹持力度的大小（如图 2-9 所示）。

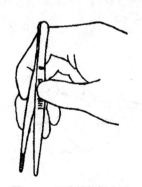

图 2-8　正确的执镊方法

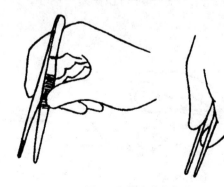

图 2-9　错误的执镊方法

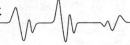

四、血管钳

血管钳又称止血钳，用于分离、钳夹组织和止血，协助持针、夹持敷料等。血管钳有直、弯两大类，每一类又有大、中、小之分（如图 2-10 所示）。直血管钳多用于皮下组织止血，弯血管钳多用于分离、钳夹组织或血管止血；大血管钳用于夹持组织较多或深部操作时，小血管钳用于夹持组织不多或浅表操作时。

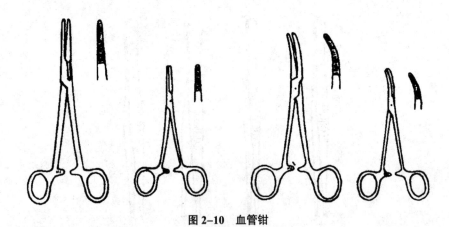

图 2-10　血管钳

使用方法：

使用方法与执剪方法基本相同（如图 2-11 所示）。松钳时，将右手拇指及环指插入柄环内，相对捏紧挤压，继而旋开（如图 2-12 所示）；或将左手拇指及示指持一柄环，中指和环指顶住另一柄环，并向前推动柄环，即可松开（如图 2-13 所示）。

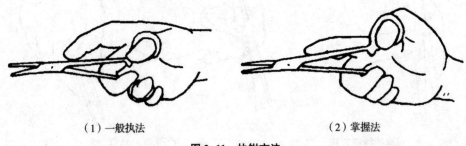

　（1）一般执法　　　　　　　　　　（2）掌握法

图 2-11　执钳方法

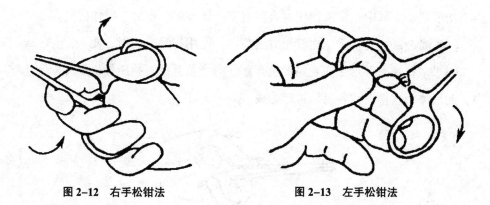

图 2-12　右手松钳法　　　　　　　图 2-13　左手松钳法

五、持针器

持针器用于夹持缝合针、协助缝线打结。持针器有不同的长度。持针器的前端有粗、细、带磁性、不带磁性之分。粗头持力大，固定缝线稳，最常用；细头持力相对小，多用于夹持小缝针或缝合显露不充分的深层组织（如图 2-14 所示）。一般持针器不带磁性，带磁性的持针器主要用于缝合深部体腔，防止缝针丢失。持针器夹针时，以夹住缝针的中、后 1/3 为宜（如图 2-15 所示）。

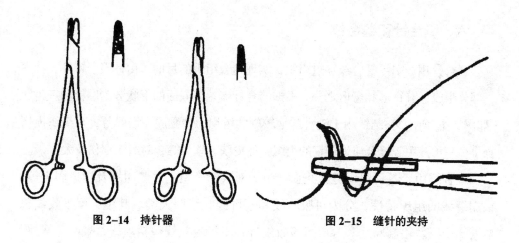

图 2-14　持针器　　　　　　　　　图 2-15　缝针的夹持

使用方法：

临床上有 3 种使用持针器的方法（如图 2-16 所示）。

（1）掌握法　俗称"满把抓"，即示指抵于钳的前半部，拇指置于柄环上方，

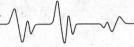

余三指压柄环于掌中。该法使用时容易改变缝针方向，省力、操作方便。

（2）指套法　与执剪、血管钳方法相同，使用省时，松钳方便。

（3）掌拇法　即示指压在钳的前半部，拇指及其他三指压住一柄环固定于掌中，此法关闭、松钳较容易，进针稳妥。

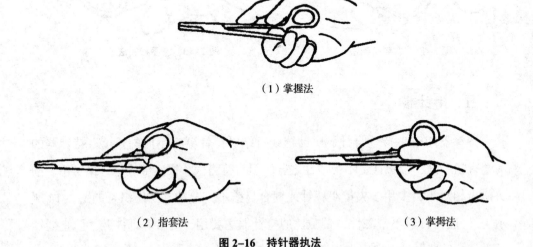

（1）掌握法

（2）指套法　　　　　　　　　　　　　　　（3）掌拇法

图 2-16　持针器执法

六、缝合针和缝合线

缝合针用于引导缝合线穿过组织，实现缝合组织的目的，由针眼、针体、针尖三部分组成，有直形和弯形之分。根据缝合针前端横截面的形状分为圆针和三角针（如图 2-17 所示）。圆针用于缝合质地较软的组织，如黏膜、筋膜等，对组织损伤较小；三角针用于缝合质地较韧的组织，如皮肤、软骨等，对组织损伤较大。

缝合线用于各种组织缝扎止血、组织对合、牵引、残腔闭缩及管道固定等。根据缝线的组织特性，分为可吸收线和不可吸收线两大类。其中，可吸收线包括普通肠线、铬制肠线和合成可吸收线等；不可吸收线包括丝线、聚酯（涤纶）线、聚酰胺（尼龙）线、不锈钢金属缝线等。可吸收线用于缝合膀胱、输尿管、胆道等黏膜层；丝线最常用于缝合皮肤、筋膜，也常用于结扎血管；尼龙线多用于血管、神经的吻合；不锈钢缝线用于固定骨骼。

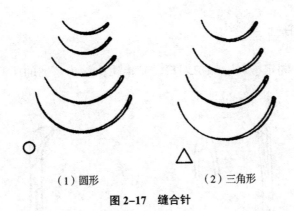

（1）圆形　　　　（2）三角形

图 2-17　缝合针

使用方法：

根据不同的组织选择不同的缝合针，并选择适当的缝合器；进出针时力度大小适当，弯针进出组织的走行方向为弧形，力量的传导应顺其走行方向前进。一般采用正缝法，有时也采用反缝法（如图 2-18 所示）。

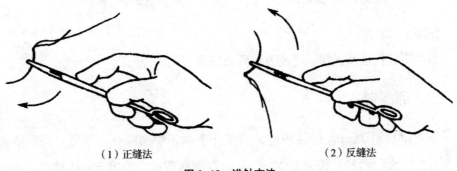

（1）正缝法　　　　　　　（2）反缝法

图 2-18　进针方法

七、组织钳

组织钳用于夹持组织或皮瓣，也用于钳夹纱布垫与皮下组织的固定。组织钳有不同的长度，前端分粗齿、细齿（如图 2-19 所示）。粗齿夹持力大，对组织损伤相对大，细齿则相反。

使用方法：

组织钳的执法及关闭、开放方法同血管钳。

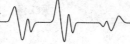

八、布巾钳

布巾钳用于固定敷料、保护切口。布巾钳头端为弯曲的相互重叠的两个细齿，有大小之分（如图 2-20 所示）。

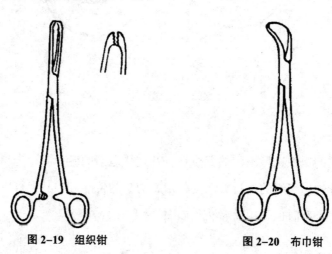

图 2-19　组织钳　　　　　　　　图 2-20　布巾钳

使用方法：

布巾钳的执法及关闭、开放方法同血管钳。

九、卵圆钳

卵圆钳长约 25cm，弹性较好，关节几乎位于中间部分，其顶端为卵圆形，分为有齿、无齿两种（如图 2-21 所示）。有齿卵圆钳主要用于夹持敷料、物品；无齿卵圆钳可用于夹持脆弱组织如肠管、肺叶、子宫等。

使用方法：

卵圆钳的执法及关闭、开放方法同血管钳。

十、探针

探针又称探子、探条等，分为普通探针和专用探针两类（如图 2-22 所示）。普通探针用于探查窦道、瘘管深浅及方向等。专用探针包括胆道探条、宫颈探条、尿道探条、髓腔探条等，用于相应部位的探查或扩张。

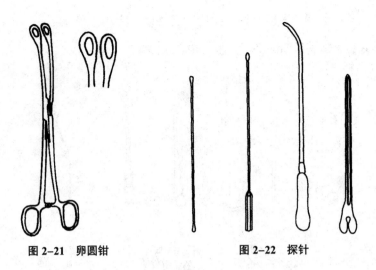

图 2-21　卵圆钳　　　　　图 2-22　探针

使用方法：

根据不同部位和用途选择适当的探针。插入组织器官时，应试探性进入，不要用力过大、过猛，以免造成假道或组织损伤。

十一、刮匙

刮匙用于刮除切口坏死组织、肉芽组织、死骨或取松质骨块。刮匙有大小、直弯、锐钝之分（如图 2-23所示）。

使用方法：

使用刮匙刮除组织时，应适当用力，不要用力过大、过猛，防止损伤组织器官。被刮除部位有出血时，可用干纱布暂时填塞止血。

十二、拉钩

拉钩又称牵开器，有不同的形状、

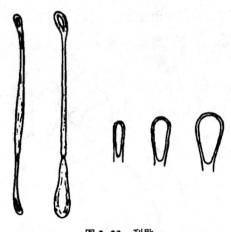

图 2-23　刮匙

大小，用于牵开切口、暴露术野。拉钩种类繁多，大小、形状不一，应根据手术部位、深浅进行选择（如图 2-24 所示）。

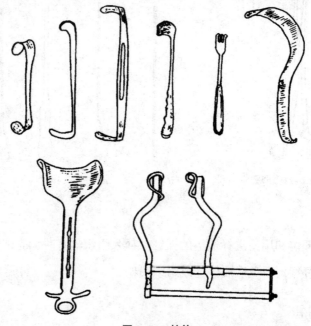

图 2-24　拉钩

使用方法：

根据被牵拉部位不同，选择合适的拉钩。使用"S"形拉钩时，应注意其正确执法（如图 2-25 所示），使用之前，应衬垫湿纱布，以减少其对组织的挫伤。

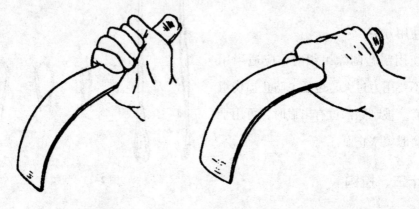

（1）正确执法　　　　　　　　　（2）不正确执法

图 2-25　"S"形拉钩的执法

十三、压肠板

压肠板用于压挡肠管、暴露视野。一般为金属平板或特殊样式金属板，可弯曲，表面平直、光滑（如图 2-26 所示）。

使用方法：

压肠板可平直时使用，也可根据手术需要，适度弯曲后使用。

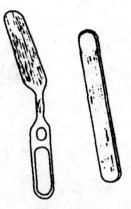

图 2-26 压肠板

第三章　基本手术操作

第一节　手术打结

一、概述

打结是结扎止血、组织缝合必不可少的方法之一。打结要求准确、可靠，并力求迅速。准确是要明确需打结的组织部位，不要在不需结扎的地方打结，否则容易损伤组织。可靠是必须使用正确的打结方法，不要让线结松脱，而引起出血或缝合组织裂开，给病人带来痛苦甚至危及生命。打结操作不熟练，将大大延长手术时间，因此打结这一技术常常是外科医生必须刻苦练习的内容。结的种类有单结、方结、外科结、三重结、假结、滑结等几种，不同的类型用于不同的部位。打结的方法有单手打结法、双手打结法和器械打结法三种。打结有许多技巧需要掌握，此种技术的练习要不厌其烦、反反复复地练，衣服的纽扣上、树枝上、钢笔上、书桌的脚上等都可以成为练习的场地，只有把打结技术练得运用自如、得心应手而又具有相当快的速度时，才可以正式用于病人的治疗。

二、外科常见的结（如图 3-1 所示）

1. 单结

为各种结的基本结，只绕一圈，不牢固，偶尔在皮下非主要出血结扎时使用，其他很少使用。

2. 方结

也叫平结，由方向相反的两个单结组成（第二单结与第一单结方向相反），是外科手术中主要的结扎方式。其特点是结扎线来回交错，着力均匀，打成后愈拉愈紧，不会松开或脱落，因此牢固可靠，多用于结扎较小血管和各种缝合时的结扎。

3. 外科结

第一个线扣重绕两次，使线间的摩擦面及摩擦系数增大，从而也增加了安全系数。然后打第二个线扣时不易滑脱和松动，比较牢固。用于较大血管和组织张力较大部位的结扎。但因麻烦及费时，手术中极少采用。

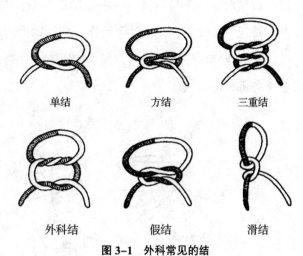

图 3-1　外科常见的结

4. 三叠结

又称三重结，就是在方结的基础上再重复第一个结，且第三个结与第二个结的方向相反，以加强结扎线间的摩擦力，防止线松散滑脱，因此牢固可靠。常用于较大血管和较多组织的结扎，也用于张力较大组织的缝合。尼龙线、肠线的打结也常用此结。缺点为组织内的结扎线头较大，使较大异物遗留在组织中。

5. 假结

又名顺结、"十字结"。结扎后易自行滑脱和松解。构成两单结的方向完全相同，手术中不宜使用，尤其是在重要部位的结扎时忌用。

6. 滑结

在作方结时，由于不熟练，双手用力不均，致使结线彼此垂直重叠无法结牢而形成滑结，而不是方结，应注意避免，改变拉线力量分布及方向即可避免。手术中不宜采用此结，特别是在结扎大血管时应力求避免使用。

三、打结方法及技术

打结的方法分为单手打结法、双手打结法及器械打结法三种。

1. 单手打结法（如图 3-2 所示）

本方法简单、迅速，左右两手均可进行，应用广泛，但操作不当易形成滑结。打结时，一手持线，另一手做动作打结，主要做动作的为拇、食、中三指。凡"持线""挑线""钩线"等动作必须运用手指末节近指端处，才能做到迅速有效。拉线作结时要注意线的方向。如用右手打结，右手所持的线要短些。此法适合于各部位的结扎。

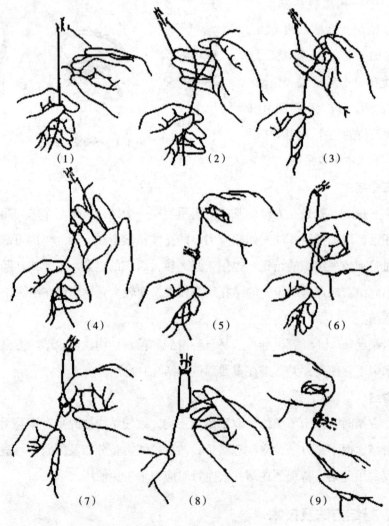

（1） （2） （3）

（4） （5） （6）

（7） （8） （9）

图 3-2　单手打结法

2. 双手打结法（如图 3-3 所示）

双手打结法较单手打结法更为可靠，不易形成滑结，其方法较单手打结复杂。除用于一般结扎外，对深部或组织张力较大的缝合结扎较为可靠、方便。此法适用于深部组织的结扎和缝扎。

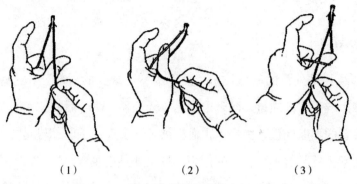

（1）　　　　　　（2）　　　　　　（3）

图 3-3　双手打结法

3. 器械打结法（如图 3-4 所示）

左手持线，右手持器械的准备姿势；将左手线从下向上绕在器械上；用右手器械去夹线的另一头；将短头向下拉，左手向上拉；两手分别向上下拉完成第一道结；准备打第二道结；将左手线从上向下绕在器械上；用器械去夹线的短头；将短头向下拉，左手向上拉；左手转向下，右手向上拉，完成方结的全过程。

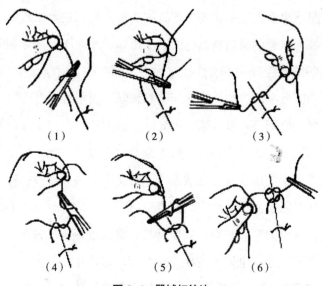

（1）　　　　　　（2）　　　　　　（3）

（4）　　　　　　（5）　　　　　　（6）

图 3-4　器械打结法

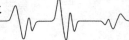

第二节　结扎与止血

一、概述

止血和结扎是外科的基本技术，是手术不可缺少的一部分。这些技术掌握得好坏直接影响手术的质量，同时也决定年轻外科医生今后的技术取向。随着新技术、新设备的不断问世，为手术止血提供了许多现代手段。与此同时，传统的基本止血技术仍然具有不可替代的作用。目前外科止血常用的方式有器械止血及物理化学止血两类。其中器械止血方法包括止血钳、电凝器、氩气刀、超声刀、LigaSure、钛夹、可吸收夹等，物理化学方法止血如纱布填压、局部止血剂等。

二、各种止血方式介绍

1. 器械止血

（1）止血钳　血管钳钳夹出血点是安全和有效的方法。前提是能够看清楚出血的血管，完整地钳夹住整个血管的周径，需要操作者具有敏锐的反应和精确的动作。多数情况下出血点在积血的上方，在血最多的积血处钳夹则适得其反。盲目钳夹往往导致大血管的破口越撕越大。上钳和松钳时不要摇晃和撕扯组织，特别是管壁菲薄的静脉，处理不当往往增加出血的概率。对于细小和娇嫩的血管，可以先行结扎，而后在两道结扎线之间将其离断，而不必上血管钳。

（2）电凝器　电凝是一种快速、有效的止血方法。电刀头接触钳夹血管的金属器械，如使用镊子和血管钳夹住血管电凝能更有效地控制出血。例如，使用金属吸引器持续吸引保持出血点干燥状态，同时将电刀头靠在吸引器上间接电凝脾脏小裂伤，常能有效控制出血。小出血点可以直接电灼止血。正确的手法是用纱布压住出血点，将电刀紧候其后方以保持与血管的最短距离，在掀开纱布的一刹那看清楚出血点，快速将电刀头直接点向血管。这样止血效率高，对周围组织的灼伤程度小。错误的作法是将所有血染的地方都盲目地烧灼一遍，增加了组织损伤。若血管直径＞2～3mm，则不适合用电凝止血。不要肆无忌惮地大块烧灼组织。特别是脂肪组织导电性差，过度电凝将造成广泛的灼烧损伤，并导致脂肪液化。

（3）氩气刀　将氩气通过电刀头喷向组织，射频电流通过导电的氩气束传导到组织上，加热组织使蛋白凝固而止血。优点是固体器械不直接接触出血点而由气体导电，从而避免止血作用的组织焦痂和器械粘连。处理渗血的创面效果较好。

（4）超声刀　利用超声波使组织中的水分子振动加热和凝固组织，达到切开组织和止血的目的。由于中心温度低（＜100℃），周边热传导距离短，因此对周围组织损伤小，能安全地离断血管或较大一些的血管（如胃短动脉、直肠侧动脉），较电凝更安全。由于产生的烟雾较少，在腔镜手术时能保持良好的视野。

（5）LigaSure　LigaSure是新近开发的钳状双极电凝器，止血的效果较好，可以闭塞最大直径5～7mm的血管。

（6）TissueLink　利用持续从电极末端滴出的氯化钠溶液，在电极和组织之间形成一层电解质液，组织加热速度慢，炭化少，因此凝血效果提高。常用于肝脏断面止血。

（7）钛夹、可吸收夹　由纯钛丝（钛合金丝）或高分子可吸收材料制成。夹体由V字形夹合段和设置有横槽的夹持段构成，夹体内侧还设置有至少一条沟槽。它具有结构合理，使用方便、可靠，夹持性能好，不会产生夹持后移位等特点。适用于腹腔镜手术时夹闭管腔内组织，如用于胆囊管、胆囊动脉等的结扎。

2. 物理化学方法

（1）纱布填压　温盐水纱布常用于压迫创面渗血、切开引流后创面渗血、剥离创面渗血等情况，但是移去纱布时组织往往会再出血。纱布填塞也常用来控制肝脏和盆腔出血，必要时填塞的纱布可保留至术后24小时，延期移除。

（2）局部止血剂　大多数止血剂为胶原或纤维素诱导作为基质，促使血凝块形成。众所周知，局部止血剂在干燥的创面上效果最好，因此止血剂对渗血有效而对血管活性出血无效。止血剂可以在渗血表面形成一层薄膜，在上面压上纱布垫，10～15分钟后移除纱布，使形成的凝结膜仍黏附在组织表面。使用这些止

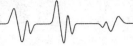

血剂时切忌接触任何潮湿的器械或手套，否则将导致其黏附在器械上面。

三、结扎止血法

结扎止血法是外科传统手术中最为常用的止血方法，也是每一个外科医生都应熟练掌握的止血技术。结扎止血法分为单纯结扎和缝合结扎两种。

1.单纯结扎法在临床上经常使用，在手术操作过程中，对可能出血的部位或已见的出血点，首先进行钳夹，钳夹出血点时要求准确，最好一次成功，结扎线的粗细要根据钳夹的组织多少及血管粗细进行选择，血管粗时应单独游离结扎。结扎时上血管钳的钳尖一定要旋转提出，扎线要将所需结扎组织完全套住，在收紧第一结时将提的血管钳放下逐渐慢慢松开，第一结完全扎紧时再松钳移去。特别值得一提的是，止血钳不能松开过快，这样会导致结扎部位的脱落或结扎不完全而酿成出血，更危险的是因结扎不准确导致术后出血。有时对于粗大的血管要双重结扎、重复结扎，同一血管两道线不能结扎在同一部位，须间隔一些距离，结扎时收线不宜过紧或过松，过紧易拉断线或切割血管导致出血，过松可引起结扎线松脱出血。

2.缝合结扎法即贯穿缝扎，主要是为了避免结扎线脱落，或因为单纯结扎有困难时使用，对于重要的血管一般应进行缝扎止血。

四、结扎时的手术打结递线

1.线管的握持
线管的握持一般以左手握持线，若线头由离掌心面引出，线管转动时有离掌心的倾向，易致线管脱手，术者亦因左手不停地调整线管而分散精力；反之，若线头由近掌侧引出，牵拉线头时，线管始终沿掌心转动，不会脱手，无后顾之忧，术者会轻松愉快地完成操作。

2.打结的递线方式
常因各地及个人的习惯不同而异。一般分为器械递线和手（指）递线两种，每种又有左手、右手递线之分，术者多因个人习惯及其传统选择操作。（如图

3-5 所示）

（1）器械递线　多用于深部组织的结扎，要求夹组织的钳要微露出钳头，否则难以挂线。实在未露，亦可以助手的反作用力配合挂上线。

（2）手递线　递线后又因线的位置是不相交，分为交叉递线和非交叉递线。交叉递线时，以左手示指钩线，保证线头交叉，可用左手拇指轻压手掌轴线上。交叉递线后，打第一结为右手示指结。由于线已交叉，打结时不需要再交叉两手拉线即可打结，也不致因手的交叉影响手术视野。非交叉递线以快速为优点。但打结时第一结为中指结，需用两手交叉拉线，否则易成滑结，这样就因手臂的交叉而影响手术野。而递线后造成的交叉位，可为下一步的操作创造有利的条件。

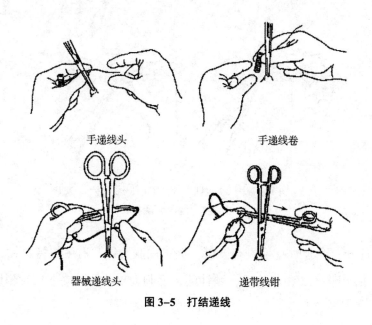

图 3-5　打结递线

第三节　外科缝合

一、概述

缝合是将已经切开或外伤断裂的组织、器官进行对合或重建其通道，恢复其功能。缝合是保证良好愈合的基本条件，也是重要的外科手术基本操作技术之一。不同部位的组织器官需采用不同的方式方法进行缝合。缝合可以用持针钳进行，也可徒手直接拿直针进行，此外还有皮肤钉合器、消化道吻合器、闭合器等。缝合的基本步骤以皮肤间断缝合为例进行说明。（如图3-6所示）

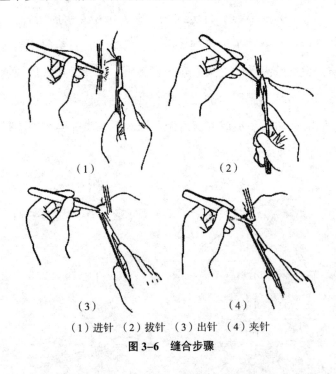

（1）进针 （2）拔针 （3）出针 （4）夹针

图3-6　缝合步骤

（1）进针　缝合时左手执有齿镊，提起皮肤边缘，右手执持针钳（执法见前面章节），用腕臂力由外旋进，顺针的弧度刺入皮肤，经皮下从对侧切口皮缘穿出。

（2）拔针　可用有齿镊顺针前端顺针的弧度外拔，同时持针器从针后部顺势前推。

（3）出针、夹针　当针要完全拔出时，阻力已很小，可松开持针器，单用镊子夹针继续外拔，持针器迅速转位再夹针体（后1／3弧处），将针完全拔出，由第一助手打结，第二助手剪线，完成缝合步骤。

二、缝合的基本原则

1. 要保证缝合创面或伤口的良好对合

缝合应分层进行，按组织的解剖层次进行缝合，使组织层次严密，不要卷入或缝入其他组织，不要留残腔，防止积液、积血及感染。缝合的创缘距及针间距必须均匀一致，这样看起来美观，更重要的是，受力及分担的张力一致并且缝合严密，不至于发生泄漏。

2. 注意缝合处的张力

结扎缝合线的松紧度应以切口边缘紧密相接为准，不宜过紧。换言之，切口愈合的早晚、好坏并不与紧密程度完全成正比，过紧过松均可导致愈合不良。伤口有张力时应进行减张缝合，伤口如缺损过大，可考虑行转移皮瓣修复或皮片移植。

3. 缝合线和缝合针的选择要适宜

无菌切口或污染较轻的伤口在清创和消毒清洗处理后可选用丝线，已感染或污染严重的伤口可选用可吸收缝线，血管的吻合应选择相应型号的无损伤针线。

三、常见缝合方法简介

缝合的分类及常用的缝合方法很多，目前尚无统一的分类方法，按组织的对合关系分为单纯缝合、外翻缝合、内翻缝合三类；每一类中又按缝合时缝线的连续与否分为间断和连续缝合两种；按缝线与缝合时组织间的位置关系分为水平缝合、垂直缝合；有时则将上述几种情况结合取名。按缝合时的形态分为荷包缝合、半荷包缝合、U 字缝合、8 字缝合、T 字缝合、Y 形缝合等。另外还有用于特别目的所做的缝合，如减张缝合、皮内缝合、缝合止血等。

1. 单纯缝合法

使切口创缘的两侧直接对合的一类缝合方法，如皮肤缝合。

（1）单纯间断缝合法 操作简单，应用最多，每缝一针单独打结，多用在皮肤、皮下组织、肌肉、腱膜的缝合，尤其适用于有感染的创口缝合。（如图 3–7 所示）

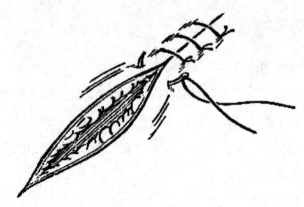

图 3-7　单纯间断缝合法

（2）连续缝合法　在第一针缝合后打结，继而用该缝线缝合整个创口，结束前的一针，将重线尾拉出留在对侧，形成双线与重线尾打结。（如图 3-8 所示）

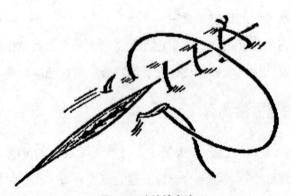

图 3-8　连续缝合法

（3）连续锁边缝合法　操作省时，止血效果好，缝合过程中每次将线交错，多用于胃肠道断端的关闭、皮肤移植时的缝合。（如图 3-9 所示）

（4）8 字缝合法　由两个间断缝合组成，缝扎牢固省时，如筋膜的缝合。（如图 3-10 所示）

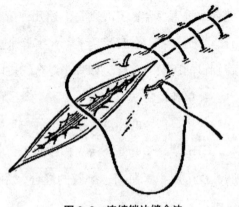

图 3-9　连续锁边缝合法

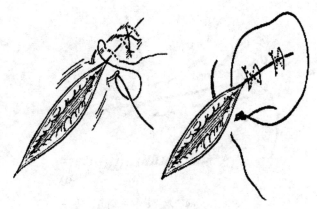

图 3-10　两种 8 字缝合法

（5）贯穿缝合法　也称缝扎法或缝合止血法。此法多用于钳夹的组织较多，单纯结扎有困难，或线结容易脱落时。

2. 内翻缝合法

使创缘部分组织内翻，外面保持平滑。如胃肠道吻合和膀胱的缝合。

（1）间断垂直褥式内翻缝合法　又称伦字特（Lembert）缝合法，常用于胃肠道吻合时缝合浆肌层。（如图 3-11 所示）

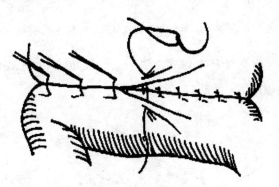

图 3-11　间断垂直褥式内翻缝合法

（2）间断水平褥式内翻缝合法　又称何尔斯得（Halsted）缝合法，多用于胃肠道浆肌层缝合。（如图 3-12 所示）

（3）连续水平褥式浆肌层内翻缝合法　又称库兴氏（Cushing）缝合法，如胃肠道浆肌层缝合。（如图 3-13 所示）

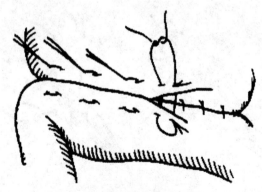

图 3-12　间断水平褥式内翻缝合法

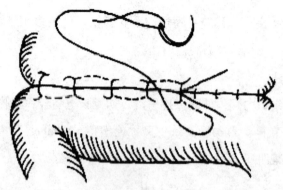

图 3-13　连续水平褥式浆肌层内翻缝合法

（4）连续水平褥式全层内翻缝合法　又称康乃尔（Connells）缝合法，如胃肠道全层缝合。（如图 3-14 所示）

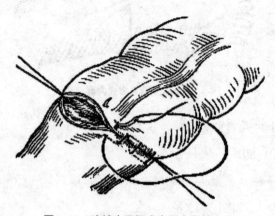

图 3-14　连续水平褥式全层内翻缝合法

（5）荷包缝合法　在组织表面以环形连续缝合一周，结扎时将中心内翻包埋，表面光滑，有利于愈合。常用于胃肠道小切口或针眼的关闭、阑尾残端的包埋、造瘘管在器官的固定等。（如图 3-15 所示）

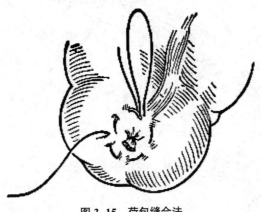

图 3-15　荷包缝合法

（6）半荷包缝合法　常用于十二指肠残角部、胃残端角部的包埋内翻等。（如图 3-16 所示）

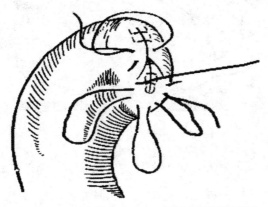

图 3-16　半荷包缝合法（十二指肠残端下角包埋）

3. 外翻缝合法

使创缘外翻，被缝合或吻合的空腔之内面保持光滑，如血管的缝合或吻合。

（1）间断垂直褥式外翻缝合法　如松弛皮肤的缝合。（如图 3-17 所示）

（2）间断水平褥式外翻缝合法　如皮肤缝合。（如图 3-18 所示）

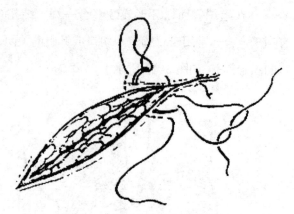

图 3-17　间断垂直褥式外翻缝合法

（3）连续水平褥式外翻缝合法　多用于血管壁吻合。（如图 3-19 所示）

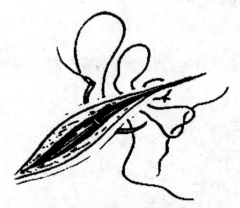

图 3-18　间断水平褥式外翻缝合法

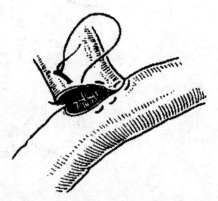

图 3-19　连续水平褥式外翻缝合法

4. 减张缝合法

对于缝合处组织张力大，病人全身情况较差时，为防止切口裂开可采用此法，主要用于腹壁切口的减张。缝合线选用较粗的丝线或不锈钢丝，在距离创缘 2～2.5cm 处进针，经过腹直肌后鞘与腹膜之间均由腹内向皮外出针，以保证层次的准确性，亦可避免损伤脏器。缝合间距离 3～4cm，所缝合的腹直肌鞘或筋膜应较皮肤稍宽，使其承受更多的切口张力，结扎前将缝线穿过一段橡皮管或纱布做的枕垫，以防皮肤被割裂，结扎时切勿过紧，以免影响血运。（如图 3-20 所示）

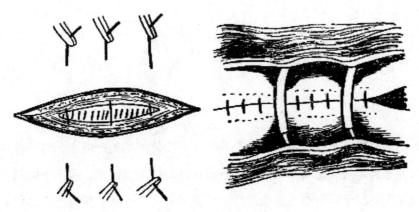

图 3-20　减张缝合法

5. 皮内缝合法

可分为皮内间断缝合（如图 3-21 所示）及皮内连续缝合（如图 3-22 所示）两种。皮内缝合使用眼科小三角针、小持针钳及 0 号丝线。缝合要领：从切口的一端进针，然后交替经过两侧切口边缘的皮内穿过，一直缝到切口的另一端穿出，最后抽紧，两端可分别打蝴蝶结固定，或打结内固定纱布条防止线结脱落。常用于外露皮肤切口的缝合，如颈部甲状腺手术切口。其缝合的好坏与皮下组织缝合的密度、层次对合有关。如切口张力大，皮下缝合对拢欠佳，不应采用此法。此法缝合的优点是对合好，拆线早，愈合疤痕小，美观。

随着科学技术的不断发展，除缝合法外，尚有其他一些闭合创口的方法，如吻合器、封闭器、医用黏胶、皮肤拉链等。

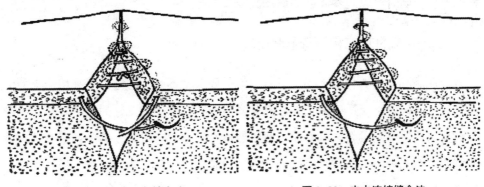

图 3-21　皮内间断缝合法　　　　　图 3-22　皮内连续缝合法

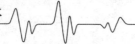

第四节 引 流

一、概述

引流为外科基本操作之一，也是外科手术中常用的治疗措施，对于外科医生来说较为熟悉。其关键问题是如何恰当而正确地使用引流术，否则不但起不到引流应有的作用，反而会加重感染或增加感染机会，产生合并症等严重的后果。外科引流是术中或术后处理常用的方法之一，在外科治疗中占有重要地位。引流的种类较多，可分别置于切口、体腔、空腔脏器、实质器官内，以引流血液、脓液、体腔液或胃肠道的液体和气体。正确的引流能促进术后康复，减少治疗时间，能使手术的应激反应减到最低程度。在临床上应遵循无菌、分类、固定、通畅、定位、定性、定量、定时、预防并发症的原则。

二、引流的目的

在医疗工作中，采取任何一项措施都有一定的目的，使其达到一定的治疗效果。引流也是如此，有着治疗、预防和观察局部变化等目的。其基本原理是排除积液、积血、积脓及异物等有刺激性的物质，使炎症面缩小，消灭死腔，减少渗液潴留，促进炎症的消退，有利于创伤的愈合，预防新的感染和扩散，防止并发症的产生，同时可以观察局部的病理改变。

三、引流的方式和引流物的选择

因疾病和手术的种类不同，对其引流的要求也不同，关键是要采用恰当的引流方式，掌握好引流适应证，并选择适当引流物，以达到良好的引流效果。一般对引流物的要求是柔软，可弯曲，对脏器不易压迫，对组织无刺激，耐腐蚀，质地结实，有充分的吸引和引流作用。常用的有薄橡皮条、软橡胶管、塑料管、香烟管、导尿管、T型管等。关于引流方式则根据具体情况而定。对于表浅的手术切口，有空腔残留、继续渗血或污染的可能时，应放置橡皮条引流，以达到渗血、渗液的引出，预防继发感染；对甲状腺手术创面稍深、继发性出血的可能性较大者也可用软、细胶管引流，此可及早发现出血情况，并可防止血肿压迫气管；对于软组织急性化脓性感染，已形成脓肿者，为清除脓液，避免炎症扩散和毒素的吸收，应立即切开引流，一般用纱布填塞脓腔，既可压迫止血，又有引流脓液的作用。（如图 3-23 所示）

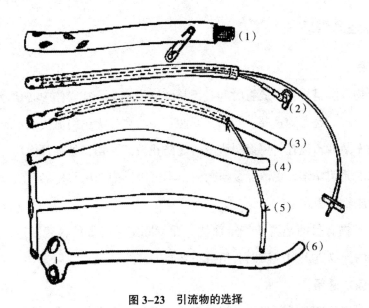

图 3-23　引流物的选择

四、引流的分类

1.引流的适应证非常广泛，目的是将机体多余的渗液或废物引流到循环系统或体外，达到促进机体早日康复的治疗目的。诸如脓肿、血肿切开后的引流；估计手术区有渗血渗液者，胃肠道吻合不满意或有肠漏可能者，都需要放置引流；胆道、胰腺、泌尿系统手术的引流；多种原因引起的感染性腹膜炎均应置引流管；其他如冠状动脉搭桥、门体静脉的分流等先进手术也属于引流范畴；未来将癌组织液化后安全引流至体外以达到根治目的也不失为一种可能。可见外科引流不只是传统的引流，它在外科领域有较大的发展潜力。

2.引流物的种类因引流适应证的广泛而不拘一格。如干纱布、凡士林纱布、橡皮片适用于脓肿、腹壁污染的切口和膀胱造瘘时，均属于腔外引流，取材方便，价格便宜，是传统的引流材料。卷烟式引流可做腹腔或深组织的引流物；橡胶管和硅胶管用于腹腔内引流，可接引流袋，引流瓶行负压引流；双腔管是较好的腹腔引流物，它的优点在于能防止周围组织堵塞；其他如自体血管、淋巴管、肠管也是自身引流的最佳引流物。

五、注意事项

1. 无菌

引流物大多是异物，放置时间过长易致继发感染，在操作中必须遵循无菌原则，对闭合式引流尤为重要：管状或双腔管引流要接无菌引流袋或水封瓶，外口套接处以无菌纱布包扎，更换引流液时要防止反流，切口处每日换药一次。开放引流小要求无菌操作，视情况勤换敷料，不可因感染伤口而疏忽无菌原则。

2. 引流物的固定

将引流物有目的地置于特定部位，保持固定是必要的，否则达不到治疗效果，松动的异物进入腹腔反而会招致不必要的麻烦。

3. 引流的通畅

体表引流要选取柔软吸附性强的材料来保持引流充分；体腔内引流物选用光滑、弹性好、易弯曲的材料，放置时不能扭曲，体表出口不能过紧等，都是为了保持引流通畅。必要时用负压引流，引流管堵塞后要及时再通，保证引流通畅是关键。

4. 引流物定位

引流物放置部位因病变解剖位置而异。一般腹腔或脓腔的引流要置于较低的需要引流的部位，引流物不能放在吻合口、大血管或脏器上，以免压迫坏死，造成出血和吻合口瘘。引流管亦不能经过手术切口，要另戳小口通出，以防切口感染、裂开或切口疝发生。一旦定位明确，就要固定引流管，避免滑脱。

5. 引出物的定性与定量

对引流出物质的性质、颜色、数量应有完整的记录，密切观察其动态变化，做必要的化验分析，结合临床，分析病情，以指导用药和补液量。当引流出的液体与临床情况不符时要及时寻找原因，必要时做超声检测。一般体表引流量以纱布吸附作粗略估计，腹腔内引流有负压袋刻度计数，计量因不同病情而不同。

6. 引流物放置时间

引流物的拔出时间视具体情况而定，一般待引流量减少即可拔出。如乳胶片在术后 1～2 日拔出；烟卷式引流大都在 72 小时内拔出；胃肠减压管在肠道功能恢复、肛门排气后拔出；胆道 T 管引流的拔出时间在术后 10 日左右，胆汁正常且流量减少时，先夹管 2～3 日，若病人无不适后常规 T 管造影，无异常 24 小时后再夹管 2～3 天，无症状后方可拔出引流管。对营养不良病人要推迟拔出时间。

六、引流并发症的预防

外科引流不论是在术中还是术后，只要有引流适应证的，都可根据不同病情灵活应用，如材料的选择、留置时间的长短，在不违反原则的情况下可以变通。引流本身就有一些并发症，但只要对其有正确的认识，多数是可以预防的。诸如继发感染、切口疝、切口感染等。在腹腔引流中曾遇到因切口太大和拔管时将大网膜带出腹腔而造成肠梗阻者，这要求引流口不易过大，拔管时若有阻力应事先转动引流管，在无阻力后拔出。

第四章　常用穿刺技术

第一节　胸膜腔穿刺技术

一、操作目的

1. 取胸腔积液进行一般性状检测、化学检测、显微镜检测和细菌学检测，确定积液的性质，寻找引起积液的病因。

2. 抽出胸膜腔的积液和积气，减轻液体和气体对肺组织的压迫，使肺组织复张，缓解病人的呼吸困难等症状。

3. 抽吸胸膜腔的脓液，进行胸腔冲洗，治疗脓胸。

4. 胸膜腔给药，可胸腔注入抗生素或者抗癌药物。

二、适应证

1. 诊断性

原因未明的胸腔积液可作诊断性穿刺，作胸水涂片、培养，细胞学和生化学检查以明确病因，并可检查肺部情况。

2. 治疗性

通过抽液、抽气或胸腔减压治疗单侧或双侧胸腔大量积液、积气产生的压迫、呼吸困难等症状；向胸腔内注射药物（抗肿瘤药或促进胸膜粘连药物等）。

三、禁忌证

1. 体质衰弱、病情危重而难以耐受穿刺术者。

2. 对麻醉药过敏者。

3. 有凝血功能障碍、严重出血倾向的病人在未纠正前不宜穿刺。

4. 有精神疾病或不合作者。

5. 疑为胸腔包虫病的病人，穿刺可引起感染扩散，不宜穿刺。

6. 穿刺部位或附近有感染。

四、术前准备

1. 了解、熟悉病人病情。

2. 与病人家属谈话，交代检查目的、大致过程、可能出现的并发症等，并请家属签字。

3. 器械准备　胸腔穿刺包、无菌胸腔引流管及引流瓶、皮肤消毒剂、麻醉药、无菌棉球、手套、洞巾、注射器、纱布及胶布。

五、操作步骤

1. 体位

病人取坐位面向背椅，两前臂置于椅背上，前额伏于前臂上。不能起床的病人可取半坐位，病人前臂上举抱于枕部。

2. 选择穿刺点

胸腔积液穿刺点选在胸部叩诊实音最明显的部位进行，胸液较多时一般常取肩胛线或腋后线第 7 ～ 8 肋间；有时也选腋中线第 6 ～ 7 肋间或腋前线第 5 肋间为穿刺点。包裹性积液可结合 X 线或超声检查确定，穿刺点可用龙胆紫棉签或其他标记笔在皮肤上标记。

气胸穿刺点多选在锁骨中线第 2 肋间

3. 操作程序

（1）常规消毒皮肤。以穿刺点为中心进行消毒，直径 15cm 左右，两次。

（2）打开一次性胸腔穿刺包，戴无菌手套，覆盖消毒洞巾，检查胸腔穿刺包内物品，注意检查胸穿针与抽液用注射器连接后是否通畅，同时检查是否有漏气情况。

（3）助手协助检查并打开 2% 利多卡因安瓿，术者以 5mL 注射器抽取 2% 利多卡因 2～3mL，在穿刺部位由表皮至胸膜壁层进行局部浸润麻醉。如穿刺点为肩胛线或腋后线，取肋间沿下位肋骨上缘进麻醉针，如穿刺点为腋中线或腋前线，则取两肋之间进针。

（4）将胸穿针与抽液用注射器连接，并关闭两者之间的开关，保证闭合紧密不漏气。术者以一手示指与中指固定穿刺部位皮肤，另一只手持穿刺针沿麻醉处缓缓刺入，当针锋抵抗感突然消失时，打开开关使其与胸腔相通，进行抽液。助手用止血钳（或胸穿包的备用钳）协助固定穿刺针，以防刺入过深损伤肺组织。注射器抽满后，关闭开关（有的胸穿包内抽液用注射器前端为单向活瓣设计，也可以不关闭开关，视具体情况而定），排出液体至引流袋内，记数抽液量。

（5）抽液结束，拔出穿刺针，穿刺处局部消毒，覆盖无菌纱布，并稍用力压迫片刻，最后用胶布固定。

六、术后处理

1. 术后嘱病人卧位或半卧位休息半小时，测血压并观察有无病情变化。

2. 根据临床需要填写检验单，分送标本。

3. 清洁器械及操作场所。

4. 做好穿刺记录。

七、注意事项

1. 操作前应向病人说明穿刺目的，消除其顾虑，同时签好知情同意书；对精神紧张者，可于术前半小时给地西泮 10mg 或可待因 30mg 以镇静。

2. 操作中应密切观察病人的反应，病人如有头晕、面色苍白、出汗、心悸、胸部压迫感或剧痛、晕厥等胸膜过敏反应，或出现连续性咳嗽、气短、咳泡沫痰等现象时，应立即停止抽液，并皮下注射 0.1% 肾上腺素 0.3～0.5mL，或进行其他对症处理。

3. 一次抽液不应过多、过快。诊断性抽液，50～100mL 即可。减压抽液，首次不超过 600mL，以后每次不超过 1000mL。如为脓胸，每次尽量抽尽，疑为化脓性感染时，助手用无菌试管留取标本，行涂片革兰氏染色镜检、细菌培养及药敏试验。如检查瘤细胞，至少需要 100mL，并应立即送检，以免细胞自溶。

4. 严格无菌操作，操作中要始终保持胸膜负压，防止空气进入胸腔。

5. 应避免在第 9 肋间以下穿刺，以免穿透膈肌损伤腹腔脏器。

6. 操作前后监测病人生命体征，操作后嘱病人卧位休息 30 分钟。

7. 对于恶性胸腔积液，可注射抗肿瘤药物或硬化剂诱发化学性胸膜炎，促使脏层与壁层胸膜粘连，闭合胸腔，防止胸腔积液增加。具体操作：于抽液 500 ～ 1200mL 后，将药物（如米诺环素 500mg）加生理盐水 20 ～ 30mL 稀释后注入。推入药物后回抽积液，再推入，反复 2 ～ 3 次后，嘱病人卧床 2 ～ 4 小时，并不断变换体位，使药物在胸腔内均匀涂布。如注入之药物刺激性强，可致胸痛，应在注入药物前给强痛定或哌替啶等镇痛剂。

八、并发症和处理原则

1. 气胸

胸腔穿刺抽液时气胸发生率为 3% ～ 20%。产生原因一种为气体从外界进入，如接头漏气、更换穿刺针、三通活栓使用不当。这种情况一般不需处理，预后良好。另一种为穿刺过程中误伤脏层胸膜和肺脏所致。无症状者应严密观察，摄片随访。如有症状，则需行胸腔闭式引流术。

2. 出血、血胸

穿刺针刺伤可引起肺内、胸腔内或胸壁出血。少量出血多见于胸壁皮下出血，一般无须处理。如损伤肋间动脉可引起较大量出血，形成胸膜腔积血，需立即止血，抽出胸腔内积血。肺损伤可引起咯血，小量咯血可自止，较严重者按咯血常规处理。

3. 膈肌损伤、肝脏等腹腔脏器损伤

穿刺部位过低可引起膈肌损伤、肝脏等腹腔脏器损伤。

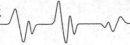

4. 胸膜反应

部分病人穿刺过程中出现头昏、面色苍白、出汗、心悸、胸部压迫感或剧痛、昏厥等症状，称为胸膜反应。多见于精神紧张病人，为血管迷走神经反射增强所致。此时应停止穿刺，嘱病人平卧、吸氧，必要时皮下注射肾上腺素0.5mg。

5. 胸腔内感染

是一种严重的并发症，主要见于反复多次胸腔穿刺者。为操作者无菌观念不强，操作过程中引起胸膜腔感染所致。一旦发生应全身使用抗菌药物，并进行胸腔局部处理，形成脓胸者应行胸腔闭式引流术，必要时请外科处理。

6. 复张性肺水肿

多见于较长时间的胸腔积液经大量抽液者或气胸病人。由于抽气过快，肺组织快速复张引起单侧肺水肿，病人出现不同程度的低氧血症和低血压。大多发生于肺复张后即刻或 1 小时内，一般不超过 24 小时。病人表现为剧烈咳嗽、呼吸困难、胸痛、烦躁、心悸等，继而出现咳大量白色或粉红色泡沫痰，有时伴发热、恶心及呕吐，甚至出现休克及昏迷。处理措施包括纠正低氧血症，稳定血流动力学相关数值，必要时给予机械通气。

九、胸腔穿刺术注意事项

1. 穿刺前

了解病人的心理状态，向病人讲明穿刺的目的，介绍操作方法，交代注意事项，消除病人的思想顾虑。对于精神紧张的病人，通过说服、示范、诱导等方法，给予精神安慰，消除紧张、恐惧心理，与病人亲切交谈，鼓励病人深呼吸，让病人学会放松；协助病人取舒适坐位或高枕侧卧位，避免病人看到手术器械和胸液，转移其注意力。

2. 穿刺中

胸穿时咳嗽易引起肺膨胀，穿刺针易损伤肺组织，嘱病人穿刺过程中切勿咳嗽、深呼吸或说话，必要时以手示意通知手术医生。病人欲咳嗽时即喝凉开水，可缓解咳嗽，咳嗽前将针退至皮下，剧烈咳嗽者应拔针停止操作。胸穿术中，应密切观察病人脉搏、呼吸、血压等生命体征变化，以防病人过度紧张，出现休克、呼吸困难等症状；密切观察病人有无头晕、心悸、胸闷、面色苍白、出汗、刺激性干咳，甚至晕倒等胸膜反应。如果病人有上述症状时应立即停止抽液，拔出穿刺针，用无菌纱布按压穿刺部位，并协助病人平卧，给予较低流量吸氧（2～5L/min），必要时给予心电监护。血压下降休克表现者，遵医嘱给予0.1%肾上腺素0.5mg皮下注射，并给予激素、补液等处理。控制抽液、抽气速度，可避免发生复张性肺水肿及低血压。第一次抽气、抽液不要超过800～1000mL（交通性、张力性气胸除外），抽液时间至少应控制在1小时以内。对心功能较差的病人，首次抽气、抽液量应更小，600mL内更安全。如病人在减压期间出现干咳、呛咳，提示为复张性肺水肿的早期征象，应立即停止减压，一般不至于发生复张性肺水肿和低血压。一旦发生肺水肿，应立即停止操作，准备相应抢救。肺水肿病人应给予酒精湿化吸氧，遵医嘱静脉注射氨茶碱、强心剂和速尿。及时治疗肺水肿，避免加重原发病导致意外发生。如考虑液体、气体较多时，应尽量作胸腔闭式引流术，以减少并发症的发生。当穿刺针从胸膜腔内拔出时，要立即用一手拇指堵住穿刺孔，并按压15分钟，有助于减少气胸的发生。

3. 穿刺后

穿刺完毕，协助病人俯卧于病床，嘱其卧床休息2小时左右，密切观察病人的生命体征、胸部体征的变化，尤其是体温和呼吸的变化，听取病人主诉，及早发现各种并发症。注意穿刺点有无渗血及液体漏出，病人若神态自如，呼吸平稳，再指导其离床活动。对于术中发生晕厥者，术毕后应协助病人卧床休息并继续观察30分钟；对于胸穿术中发生低血压的病人，术后应继续给予吸氧、补液治疗。对于胸穿术中发生气胸、出血及肝脏损伤的病人，应在术后采取相应的治疗、护理，密切观察病人的病情变化，及时向病人通报穿刺结果，注意病人的思想、心态，主动关心他们，鼓励他们勇敢地面对现实，适应生活，消除心理负担，以积极的心态治疗疾病，争取早日康复。

第二节　腹腔穿刺技术

一、操作目的

1.明确腹腔积液的性质，找出病原，协助诊断。

2.适量地抽出腹水，以减轻病人因大量腹水引起的腹腔内压力增高，缓解腹胀、胸闷、气急、呼吸困难等症状，减少静脉回流阻力，改善血液循环。

3.向腹膜腔内注入药物。

4.施行腹水浓缩回输术。

5.诊断性（如腹部创伤时）或治疗性（如重症急性胰腺炎时）腹腔灌洗。

二、适应证

1.腹水原因不明，或疑有内出血者。

2.大量腹水引起难以忍受的呼吸困难及腹胀者。

3.需腹腔内注药或腹水浓缩再输入者。

三、禁忌证

1.广泛腹膜粘连者。

2.有肝性脑病先兆、包虫病及巨大卵巢囊肿者。

3.大量腹水伴有严重电解质紊乱者禁忌大量放腹水。

4.精神异常或不能配合者。

5.妊娠者。

四、方法

1.术前指导

（1）穿刺前排空小便，以免穿刺时损伤膀胱。腹穿一般无特殊不良反应。

（2）穿刺时根据病人情况采取适当体位，如坐位、半坐卧位、平卧位、侧卧位，根据体位选择适宜穿刺点。

（3）向病人解释一次放液量过多可导致水盐代谢紊乱及诱发肝昏迷，因此要慎重。大量放液后需束以多头腹带，以防腹压骤降，内脏血管扩张而引起休克。放液前后病人应遵医嘱测体重、量腹围，以便观察病情变化。

（4）在操作过程中病人若感头晕、恶心、心悸、呼吸困难，应及时告知医护人员，以便及时处理。

2. 术前准备

（1）操作室消毒。

（2）核对病人姓名，查阅病历、腹部平片、B超等相关辅助检查资料。

（3）清洁双手（双手喷涂消毒液或洗手）。

（4）做好病人的思想工作，向病人说明穿刺的目的和大致过程，消除病人顾虑，争取充分合作。

（5）测血压、脉搏，量腹围，检查腹部体征。

（6）准备好腹腔穿刺包、无菌手套、口罩、帽子、2%利多卡因、5mL注射器、20mL注射器、50mL注射器、消毒用品、胶布、盛器、量杯、弯盘、500mL生理盐水、腹腔内注射所需药品、无菌试管数只（留取常规、生化、细菌、病理标本）、多头腹带、靠背椅等。

（7）戴好帽子、口罩。

（8）引导病人进入操作室。

3. 操作步骤

（1）穿刺部位

①一般常选左下腹部穿刺点，如脐与左髂前上棘连线的中外1/3交点处。此处可避免损伤腹壁下动脉，肠管较游离不易损伤。放腹水时通常选用此处。

②侧卧位穿刺点，如脐平面与腋前线或腋中线交点处。此处穿刺多适于腹膜腔内少量积液的诊断性穿刺。

③对于少量或者包裹性腹水，常需B超定位穿刺点。原则为避开重要脏器

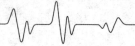

距离体表最近位置。

（2）体位参考　根据病情和需要可取坐位、半坐卧位、平卧位、侧卧位，并尽量使病人舒服，以便能够耐受较长的操作时间。对疑为腹腔内出血或腹水量少者应行实验性穿刺，取侧卧位为宜。

（3）穿刺层次

①下腹部正中旁穿刺点层次：皮肤、浅筋膜、腹白线或腹直肌内缘（如旁开2cm，也有可能涉及腹直肌鞘前层、腹直肌）、腹横筋膜、腹膜外脂肪、壁腹膜，进入腹膜腔。

②左下腹部穿刺点层次：皮肤、浅筋膜、腹外斜肌、腹内斜肌、腹横肌、腹横筋膜、腹膜外脂肪、壁腹膜，进入腹膜腔。

③侧卧位穿刺点层次：同左下腹部穿刺点层次。

（4）穿刺操作

1）消毒、铺巾

①用碘伏在穿刺部位自内向外进行皮肤消毒，消毒范围直径约15cm，待碘伏晾干后，再重复消毒一次。

②解开腹穿包，戴无菌手套，打开腹穿包（助手），铺无菌孔巾，并用无菌敷料覆盖孔巾有孔部位。

③术前检查腹腔穿刺包物品是否齐全：8号或9号带有乳胶管的腹腔穿刺针、小镊子、止血钳、输液夹子、纱布、孔巾。

2）局部麻醉

①术者核对麻药名称及药物浓度。

②助手撕开一次性使用注射器包装，术者取出无菌注射器，助手掰开麻药安瓿，术者以5mL注射器抽取麻药2mL，自皮肤至腹膜壁层以0.5%或1%利多卡因做局部麻醉。麻醉皮肤局部应有皮丘，注药前应回抽，观察无血液、腹水后，方可推注麻醉药。

3）穿刺：术者左手固定穿刺部皮肤，右手持针经麻醉处垂直刺入腹壁，待针锋抵抗感突然消失时，示针尖已穿过腹膜壁层，助手戴手套后，用消毒血管钳协助固定针头，术者抽取腹水，并留样送检。诊断性穿刺，可直接用 20mL 或 50mL 注射器及适当针头进行。大量放液时，可用 8 号或 9 号针头，并于针座接一橡皮管，以输液夹子调整速度，将腹水引入容器中记量并送化验检查。

4）术后处理

①抽液完毕，拔出穿刺针，穿刺点用碘伏消毒后，覆盖无菌纱布，稍用力压迫穿刺部位数分钟，用胶布固定，测量腹围、脉搏、血压，检查腹部体征。如无异常情况，送病人回病房，嘱病人卧床休息，观察术后反应。

②书写穿刺记录。

5）进针技术与失误防范

①对诊断性穿刺及腹膜腔内药物注射，选好穿刺点后，穿刺针垂直刺入即可。但对腹水量多者的放液，穿刺针自穿刺点斜行方向刺入皮下，然后再使穿刺针与腹壁呈垂直方向刺入腹膜腔，以防腹水自穿刺点渗出。

②穿刺点的位置一定要准确。左下腹穿刺点不可偏内，避开腹壁下血管，但又不可过于偏外，以免伤及旋髂深血管。

③进针速度不宜过快，以免刺破漂浮在腹水中的乙状结肠、空肠和回肠。术前嘱病人排尿，以防损伤膀胱。进针深度视病人具体情况而定。

④放腹水速度不宜过快，量不宜过大。初次放腹水者，一般不要超 3000mL（但有腹水浓缩回输设备者不限此量），并在 2 小时以上的时间内缓慢放出，放液中逐渐紧缩已置于腹部的多头腹带。

⑤注意观察病人的面色、呼吸、脉搏及血压变化，必要时停止放液并及时处理。

⑥病人术后卧床休息 24 小时，以免引起穿刺伤口腹水外渗。

（5）注意事项

①术中密切观察病人，如有头晕、心悸、恶心、气短、脉搏增快及面色苍白等，应立即停止操作，并进行适当处理。

②放液不宜过快、过多，肝硬化病人一次放液一般不超过 3000mL，过多放液可诱发肝性脑病和电解质紊乱。放液过程中要注意腹水的颜色变化。

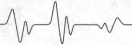

③放腹水时若流出不畅，可将穿刺针稍作移动或稍变换体位。

④术后嘱病人平卧，并使穿刺孔位于上方以免腹水继续漏出；对腹水量较多者，为防止漏出，在穿刺时即应注意勿使自皮肤到腹膜壁层的针眼位于一条直线上，方法是当针尖通过皮肤到达皮下后，即在另一手协助下，稍向周围移动一下穿刺针头，而后再向腹腔刺入。如遇穿刺孔继续有腹水渗漏时，可用蝶形胶布或火棉胶粘贴。大量放液后，需束以多头腹带，以防腹压骤降，以及内脏血管扩张引起血压下降或休克。

⑤注意无菌操作，以防止腹腔感染。

⑥放液前后均应测量腹围、脉搏、血压，检查腹部体征，以监测病情变化。

⑦腹水为血性者于取得标本后，应停止抽吸或放液。

第三节　腰椎穿刺技术

一、操作目的

1.常用于检查脑脊液的性质，对诊断脑膜炎、脑炎、脑血管病变、脑瘤等神经系统疾病有重要意义。

2.可测量颅内压力和了解蛛网膜下腔是否阻塞等。

3.可用于髓鞘内注射药物。

二、适应证

1.检查脑脊液的性质，协助诊断中枢神经系统的炎症或出血性疾病。

2.测定颅内压力，了解蛛网膜下腔有无阻塞。

3.作其他辅助检查，如气脑造影、脊髓空气造影、脑室脑池放射性核素扫描等。

4.对颅内出血、炎症或颅脑手术后，引流有刺激性脑脊液可改善临床症状。

5.进行腰椎麻醉或鞘内注射药物治疗。

三、禁忌证

1. 有明显视乳头水肿或有脑疝先兆者。

2. 休克、衰竭或濒危状态的病人。

3. 穿刺部位或附近有感染者。

四、术前准备

1. 常规消毒治疗盘 1 套　内有无菌镊子 1 把（浸泡在消毒液中）、2.5% 碘酒、70% 碘酒、无菌棉签、敷罐 1 只（内盛纱布、棉球）、胶布、弯盘 1 只、治疗巾及橡皮巾各 1 条、砂轮、止血钳、止血带。

2. 无菌腰椎穿刺包　内有腰椎穿刺针、测压管及三通管、5mL 注射器、7 号针头、血管钳 1 把、洞巾、纱布、棉球、试管 2 个。

3. 其他用物　无菌手套、2% 利多卡因、弯盘、鞘内注射药物，按需要准备培养管 1～2 个。

五、操作步骤

1. 操作准备

（1）向病人解释穿刺目的及注意事项，消除其紧张、恐惧心理，取得配合，并嘱排尿。

（2）洗手，戴帽子、口罩。

（3）准备物品　消毒物品、腰穿包、无菌手套、麻醉药品、胶布、血压计、听诊器、污物盒、凳子。同时检查各物品的消毒状态及有效日期（包括总有效期和开封后有效期）。

（4）病人床边隔离、清场，测量生命体征，治疗车及物品置于右手边。

2. 体位　摆放体位：病人左侧卧位，背部近床缘，背平面与床面垂直，头向胸部贴近，背部弓形向穿刺者，下肢屈曲至腹部，双手抱膝，使椎间隙增宽。小儿腰穿时颈部不可过度屈曲。助手需协助病人固定姿势，避免移动，以防针头折断，这一点对于儿童尤为重要。

3. 定位穿刺点

两侧髂嵴最高点连线与后正中线的交点处相当于第 3～4 腰椎棘突间隙，一般选取 L3～4 椎间隙为穿刺点，有时也可在上或下一腰椎间隙进行。新生儿选择 L4～5 椎间隙。

4. 操作程序

（1）消毒　用碘酊棉球从内向外进行消毒，待干后用 75% 乙醇由内向外脱碘 2 次，消毒的皮肤范围宜覆盖两个椎间隙以上，一旦某一间隙穿刺不成功，可换另一个椎间隙进行穿刺。

（2）检查并打开穿刺包，戴手套，检查消毒状态和器械，消毒、铺巾、核对麻药，助手打开麻药。

（3）局麻　核对麻药，用 1% 的利多卡因 3～5mL 自皮肤到椎间隙韧带作逐层局部麻醉。先打皮丘，而后垂直进针，边进边回抽边推注。切记不可先完全进针后边退针边推注。

（4）术者用左手固定穿刺点皮肤，右手持穿刺针以垂直腰部、针尖稍斜向头部的方向缓慢刺入，两次脱空，穿刺针经过的组织依次为皮肤、皮下组织、棘上韧带、棘间韧带、黄韧带、硬脊膜、蛛网膜。两次可能的脱空感来自黄韧带和硬脊膜。穿刺过程中注意病人情况，注意与病人适当交流。成人进针深度为 4～6cm，儿童为 2～4cm，当针头穿过韧带与硬脑膜时，有阻力突然落空感。此时针芯缓慢拔出（以防脑脊液迅速流出，造成脑疝），见有脑脊液流出，插回针芯，针尖斜面转向病人头侧，转动穿刺针时均应插回针芯。

（5）嘱病人稍放松，测初压，（如果需要）行压腹及压颈试验，嘱病人放松下肢，或请助手协助缓慢将病人双腿略伸直。

测压：脑脊液在玻管内上升到一定水平出现液面随呼吸有轻微波动，此时的读值即为病人的脑脊液压力数值。侧卧位正常压力位 80～180mmH$_2$O，大于 200mmH$_2$O 提示颅内压增高，低于 70mmH$_2$O 提示颅内压降低。

压腹及压颈试验：若继续做奎肯试验，又称压颈试验，可了解蛛网膜下腔有无堵塞。需注意的是行奎肯试验前先作压腹试验：助手用手掌深压腹部，压力迅速上升，解除压迫后，压力迅速下降，说明穿刺针头确实在椎管内。然后由助手压迫一侧颈静脉约 10 秒，再压另一侧，最后同时按压双侧颈静脉，用多个手指或手掌按压，防止误按动脉窦。正常时压迫颈静脉后，脑脊液压力迅速升高一倍左右，解除压迫 10 ～ 20 秒后，迅速降至原来水平，称为梗阻试验阴性，提示蛛网膜下腔通畅；若压迫颈静脉后，不能使脑脊液压力升高，则为梗阻试验阳性，提示蛛网膜下腔完全阻塞；若施压后压力缓慢上升，解除压迫后又缓慢下降，提示有不完全阻塞。颅内压增高者禁作此试验。

留取标本，收集脑脊液 2 ～ 5mL 送检（培养、生化、常规、细胞），测终压，针芯插回、拔针、纱布按压，消毒、贴敷料，测量生命体征。

六、术后处理

1. 术后嘱咐病人去枕平卧 4 ～ 6 小时。除了去枕平卧以外，术后可能引起暂时性神经根痛，一般不需处理，可以多饮水以防低颅压头痛。

2. 测血压并观察有无病情变化。

3. 根据临床需要填写检验单，分送标本。

4. 清洁器械及操作场所。

5. 做好穿刺记录。

七、注意事项

1. 脑脊液由脑室中的脉络丛产生，与血浆和淋巴液的性质相似，略带黏性。正常成年人的脑脊液为 110 ～ 200mL，其比重为 1，呈弱碱性，不含红细胞，但每立方毫米中约含有 5 个淋巴细胞。正常脑脊液具有一定的化学成分和压力，对维持颅压的相对稳定有重要作用，还有营养、运输、保护等作用。在中枢神经系统内，脑脊液产生的速率为 0.3 ～ 0.5mL/min，日分泌量在 400 ～ 500mL，即人体脑脊液每天可更新 3 ～ 4 次。脑室内的脉络丛组织是产生脑脊液的主要结构。在急性或慢性炎症、脑水肿和脉络丛乳头瘤时，脑脊液分泌明显增多，可达

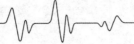

5000～6000mL/d。如果脑脊液产生过多，或循环通路受阻，均可导致颅内压升高。脑脊液经脑室系统最后经矢状窦旁的蛛网膜颗粒将脑脊液回渗到上矢状窦，使脑脊液回流至静脉系统。脑脊液的回流（或吸收）主要取决于颅内静脉压和脑脊液的压力差及血脑屏障间的有效胶体渗透压。脑和脊髓的血管、神经周围间隙和室管膜也参与脑脊液的吸收。

2.如果病人颅内压很高又必须进行腰穿时，应使用250mL甘露醇静滴降颅压后再行腰穿。

3.穿刺测压时发现病人颅内压高，应立即滴注甘露醇降颅压。

4.穿刺时病人如出现呼吸、脉搏、面色异常等症状时，应立即停止操作，并作相应处理。

5.鞘内注射药物时要反复抽吸稀释后注射，不可以一次注入。

6.腰穿的并发症包括：腰穿后头痛、出血、感染、神经根损伤、脑疝。

7.腰穿后头痛是因颅压降低，牵拉三叉神经感觉支支配的脑膜及血管组织所致，多于穿刺后24小时左右出现，可持续5～8天，头痛以前额和后枕部为著，跳痛或胀痛多见，咳嗽喷嚏时加重，可伴颈后和后背痛、恶心、呕吐、耳鸣，平卧位头痛可减轻。应鼓励病人大量饮水，必要时静脉输入生理盐水。

8.腰穿损伤的鉴别

当腰穿发现脑脊液有血时，应鉴别是损伤所致还是非损伤性出血。其方法有：

（1）损伤性出血多因穿刺不顺利。

（2）自行凝固者为损伤性出血，而非损伤性蛛网膜下腔出血。由于脑脊液搏动有去血中纤维素的作用和大量脑脊液稀释的缘故，通常不自凝。

（3）三管法　用三个试管取脑脊液，若三管颜色由深变浅或转为无色为损伤性出血，而三管颜色均匀一致则为非损伤性出血。

（4）离心试验　将血性脑脊液离心后，其上层若无色透明、红细胞形态正常为损伤性出血，而非损伤性出血者红细胞皱缩。

（5）血性脑脊液经离心沉淀后，其上清液溶血试验阴性者为损伤性出血，阳性者为非损伤性出血（因出血后 2 小时红细胞即溶解，放出氧合血红蛋白）。

（6）脑脊液红细胞计数鉴别　损伤性血性脑脊液中红细胞比例与周围血相称，红细胞比白细胞约 700∶1。

第四节　骨髓穿刺技术

一、操作目的

1. 采集骨髓液的一种常用诊断技术。

2. 临床上骨髓穿刺液常用于血细胞形态学检查，也可用于造血干细胞培养、细胞遗传学分析及病原生物学检查等，以协助临床诊断、观察疗效和判断预后等。

二、适应证

1. 各类血液病（如白血病、再生障碍性贫血、原发性血小板减少性紫癜等）的诊断。

2. 某些传染病或寄生虫病需行骨髓细菌培养，或寻找疟疾及黑热病等原虫者。

3. 网状内皮系统疾病及多发性骨髓瘤的诊断。

4. 恶性肿瘤可疑骨髓转移者。

5. 了解骨髓造血机能，有无造血抑制，指导抗癌药及免疫抑制药的使用。

三、禁忌证

1. 由于凝血因子缺乏而有严重出血者，如血友病。

2. 穿刺部位皮肤有感染者。

3. 晚期妊娠者。

四、术前准备

1. 向病人及家属讲明穿刺的目的、必要性，请其签字同意后实施。

2. 查"凝血四项"，有严重凝血功能障碍者需输血浆或相应凝血因子纠正后再实施。

3. 过敏体质者，需行利多卡因皮试，阴性者方可实施。

4. 器械准备

骨髓穿刺包（弯盘1个，18号、16号或12号骨髓穿刺针1个，消毒碗1个、镊子1把、止血弯钳1把、消毒杯2个、纱布2块、干棉球数个、无菌洞巾）、无菌手套（2副）、5mL注射器2个及20mL注射器1个、2%利多卡因1支、载玻片10张、推片1个、持物钳、砂轮、碘酒酒精棉球。

五、操作步骤

1. 洗手

术者按六步洗手法认真清洗双手后，准备操作。

2. 穿刺部位及体位选择

（1）髂前上棘穿刺点　髂前上棘后1～2cm处，该处骨面平坦，易于固定，操作方便，危险性极小。病人取仰卧位。

（2）髂后上棘穿刺点　骶椎两侧、臀部上方突出的部位。病人取侧卧位。

（3）胸骨穿刺点　胸骨柄、胸骨体相当于第1、2肋间隙的部位。此处胸骨较薄，且其后有大血管和心房，穿刺时务必小心，以防穿透胸骨而发生意外。但由于胸骨的骨髓液丰富，当其他部位穿刺失败时，仍需要进行胸骨穿刺。病人取仰卧位。

（4）腰椎棘突穿刺点　腰椎棘突突出的部位。病人取坐位或侧卧位。

（5）2岁以下小儿选胫骨粗隆前下方。（临床上以髂前上棘、髂后上棘为最常用，尤其髂后上棘骨质薄、骨髓腔大、量多，难于稀释）

3. 打开穿刺包，术者戴无菌手套。（在严格无菌条件下，助手将一次性洞巾、注射器递给术者放至穿刺包内）检查穿刺包物品齐全；检查骨髓穿刺针是否通畅，成人用 16 号或 18 号穿刺针，儿童用 12 号穿刺针，将骨髓穿刺针的固定器固定在适当的长度上（髂骨穿刺约 1.5cm，胸骨穿刺约 1.0cm）。

4. 消毒

由助手持持物钳将 2.5% ～ 3% 碘酒棉球、75% 酒精棉球分别夹入 2 个消毒杯内（注意持物钳应水平或向下持拿，整个过程避免污染），术者左手持镊子，夹持碘酒棉球水平交至右手的弯止血钳中，以穿刺点为中心顺时针方向消毒局部皮肤 3 遍（每一圈压上一圈 1/3），直径大约 15cm，待干燥后再用酒精棉球脱碘 3 遍，脱碘范围一次比一次小，最后一次应超过碘酒的最外层。消毒时弯盘应置于病人体侧，消毒后的棉球、弯止血钳置于消毒碗内由助手取走。

5. 麻醉

铺无菌洞巾；术者与助手核对麻药无误；用 5mL 注射器抽取 1% 利多卡因；左手拇指、食指固定穿刺部位皮肤，做局部皮肤、皮下和骨膜麻醉。注意先水平进针，打一直径约 0.5cm 的皮丘，再垂直骨面一直麻醉到坚硬的骨膜，并应上、下、左、右多点麻醉，以充分麻醉而减少穿刺时病人的疼痛；纱布覆盖穿刺点，右手拇指稍用力按压以充分浸润。

6. 穿刺

操作者左手拇指和食指固定穿刺部位，右手持骨髓穿刺针与骨面垂直刺入，若为胸骨穿刺则应与骨面成 3O°～ 45°角刺入（穿刺针向头侧偏斜）。当穿刺针针尖接触坚硬的骨质后，沿穿刺针的针体长轴左右旋转穿刺针，并向前推进，缓缓刺入骨质（注意向下压的力量应大于旋转的力量，以防针尖在骨面上滑动）。当突然感到穿刺阻力消失，且穿刺针已固定在骨内时，表明穿刺针已进入骨髓腔。如果穿刺针尚未固定，则应继续刺入少许以达到固定为止。注意观察病人反应并处理。

7. 抽取骨髓液

拔出穿刺针针芯，接上干燥的 20mL 注射器，用适当的力量抽取骨髓液。当穿刺针在骨髓腔时，抽吸时病人感到有尖锐酸痛，随即便有红色骨髓液进入注

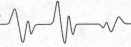

射器。抽取的骨髓液一般为 0.1 ～ 0.2mL，若用力过猛或抽吸过多，会使骨髓液稀释。如果需要做骨髓液细菌培养，应在留取骨髓液计数和涂片标本后，再抽取 1 ～ 2mL，以用于细菌培养。若未能抽取骨髓液，则可能是针腔被组织块堵塞或"干抽"，此时应重新插上针芯，稍加旋转穿刺针或再刺入少许。拔出针芯，如果针芯带有血迹，再次抽取即可取得红色骨髓液。

8. 涂片

将 20mL 注射器水平移至载玻片上方，迅速将骨髓液滴在载玻片上，助手立即制备骨髓液涂片数张。注意推片与载玻片呈 30°～ 45°角，稍用力推开，制备的髓片应头、体、尾分明并有一定的长度，使细沙样浅肉色的骨髓小粒分布均匀。

9. 加压固定

骨髓液抽取完毕，重新插入针芯。左手取无菌纱布置于穿刺处，右手将穿刺针（稍旋转）拔出，并将无菌纱布敷于针孔上，按压 1 ～ 2 分钟后，局部酒精棉球消毒，换消毒纱布覆盖，胶布加压固定。

10. 同时应制备血涂片 2 ～ 3 张一并送检。

六、术后处理

1. 术后嘱病人卧位休息半小时，测血压并观察有无病情变化。

2. 根据临床需要填写检验单，分送标本。

3. 清洁器械及操作场所。

4. 做好穿刺记录。

七、注意事项

1. 骨髓穿刺前应检查出血时间和凝血时间，有出血倾向者行骨髓穿刺术时应特别注意，血友病病人禁止骨髓穿刺检查。

2. 骨髓穿刺针和注射器必须干燥，以免发生溶血。

3. 穿刺针针头进入骨质后要避免过大摆动，以免折断穿刺针。胸骨穿刺时不可用力过猛、穿刺过深，以防穿透内侧骨板而发生意外。

4. 穿刺过程中如果感到骨质坚硬、难以进入骨髓腔时，不可强行进针，以免断针。应考虑为大理石骨病的可能，及时行骨骼 X 线检查，以明确诊断。

5. 做骨髓细胞形态学检查时，抽取的骨髓液不可过多，以免影响骨髓增生程度的判断、细胞计数和分类结果。

6. 行骨髓液细菌培养时，需要在骨髓液涂片后，再抽取 1 ～ 2mL 骨髓液用于培养。

7. 由于骨髓液中含有大量的幼稚细胞，极易发生凝固，因此，穿刺抽取骨髓液后应立即涂片。

8. 送检骨髓液涂片时，应同时附送 2 ～ 3 张血涂片。

9. 如使用普鲁卡因麻醉必须先做皮试。

八、并发症及预防措施

1. 局部感染或败血症

操作过程中注意无菌原则，操作后局部保持清洁干燥。

2. 局麻药过敏、药物毒性反应。

3. 穿刺部位局部血肿

术前完善凝血功能，穿刺后局部按压止血，可减少血肿发生。

4. 心血管症状

穿刺期间可发生高血压、脑血管意外、心律失常、心包填塞、心跳骤停。操作过程中注意病人神志及反应，如有心慌不适可立即中止操作，待病人症状好转后再行操作，如症状持续不缓解，建议停止操作。

5. 穿刺失败

术前认真熟悉穿刺流程。

6. 渗液、渗血。

7. 穿刺针管折断、遗留、堵塞等

操作过程中垂直旋转进针，避免动作粗暴及侧向用力。

8. 凝血功能障碍，出血不止。

9. 损伤神经。

第五节　中心静脉穿刺技术

一、操作目的

1. 迅速开通大静脉通道，便于输液、输血等抢救治疗得以顺利实施。经常在急危病人的抢救治疗中使用，在急诊科和抢救治疗时常见。

2. 监测中心静脉的压力，指导临床液体的输入　在休克病人和手术中的病人中使用。

3. 大中型手术病人，因为长时间禁食，较长时间需要静脉营养支持治疗时使用。

4. 为了放置临时或永久性起搏器，常用于心律失常病人。

5. 静脉造影或经静脉的介入治疗　如进行血液透析或血浆置换过滤（血滤）、静脉支架的放置等。

6. 肿瘤病人常常是通过中心静脉进行化疗，以便保护外周血管并防止化疗药物的外渗而引起的皮肤坏死。

二、适应证

1. 体外循环下各种心血管手术。

2. 估计术中将出现血流动力学变化较大的非体外循环手术。

3. 严重外伤、休克及急性循环衰竭等危重病人的抢救。

4. 需长期高营养治疗或经静脉抗生素治疗。

5. 研究某些麻醉药或其他治疗用药对循环系统的作用。

6. 经静脉放置临时或永久心脏起搏器。

三、禁忌证

一般禁忌证包括穿刺静脉局部感染或血栓形成。相对禁忌证为凝血功能障碍，但这并非绝对禁忌证。

四、穿刺部位

常用的穿刺部位有颈内静脉、锁骨下静脉和股静脉。

（一）颈内静脉

1. 解剖

颈内静脉起源于颅底，下行后与颈动脉、迷走神经一同行走，共同包裹于颈鞘之中。在颈鞘内颈内静脉位于颈动脉的外侧。颈内静脉全程均被胸锁乳突肌覆盖，上部位于胸锁乳突肌的前缘内侧，中部位于胸锁乳突肌锁骨头前缘的下面和颈总动脉的前外方，下行至胸锁关节处与锁骨下静脉汇合成无名静脉，继续下行与对侧的无名静脉汇合成上腔静脉进入右心房。成人颈内静脉较粗大，易于被穿中，其内径平均为 1.2cm 以上，最大内径可达 2.0cm。其与无名静脉汇合处呈纺锤型扩张，称为颈静脉下球，内有 2～3 个静脉瓣，有阻止血液返流的作用（有时导丝不能送入就是因为被它阻挡所致）。临床上一般选用右侧颈内静脉穿刺置管，因为右侧无胸导管，并且右颈内静脉与无名静脉、上腔静脉几乎成一直线，同时右侧胸膜顶部较左侧低。为了避免对动脉的损伤，必须了解其走行情况。两侧颈总动脉在颈动脉鞘内、颈内静脉的内侧，上行至甲状软骨上缘高度分为颈内动脉和颈外动脉。颈内静脉穿刺中容易损伤的是颈总动脉。

2. 穿刺入路

依据颈内静脉与胸锁乳突肌之间的相互关系，可分别在胸锁乳突肌的前、中、后三个方向进针。

（1）前路 操作者以左手食指和中指在中线旁开约3cm，于胸锁乳突肌前缘中点相当于喉结或甲状软骨上缘水平触及颈总动脉搏动，并向内侧推开颈总动脉，在颈总动脉外缘约0.5cm处进针，针干与皮肤呈30°～45°角，针尖指向同

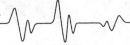

侧乳头或锁骨的中、内 1/3 交界处。前路进针造成气胸的机会不多，但易误入颈总动脉。

（2）中路 胸锁乳突肌下端胸骨头和锁骨头与锁骨上缘组成一个三角，称胸锁乳突肌三角，颈内静脉正好位于此三角形的中心位置。在三角形的顶端处约离锁骨上缘 2～3 横指（3～5cm）作为进针点，进针时针干与皮肤呈 30° 角，与中线平行直接指向足端。如果穿刺未成功，将针尖退至皮下，再向外倾斜 10° 左右，指向胸锁乳突肌锁骨头的内侧后缘或同侧乳头，常能成功。遇有肥胖、小儿及全麻后病人，胸锁乳突肌标志常不清楚，此时利用锁骨内侧端上缘的小切迹作为骨性标志，颈内静脉正好经此而下行与锁骨下静脉汇合，穿刺时用左大拇指按压，确认此切迹，在其上方 1～1.5cm 进针，针干与中线平行，指向尾端前进。一般刺入 2～3cm 即入颈内静脉。临床上目前一般选用中路穿刺。因为此点可直接触及颈总动脉，误伤动脉的机会较少，也不易伤及胸膜腔。另外，此处颈内静脉较浅，穿刺成功率高。

（3）后路 在胸锁乳突肌的外侧缘中、下 1/3 的交点或在锁骨上缘 3～5cm 处作为进针点。在此处颈内静脉位于胸锁乳突肌的下面略偏外侧，穿刺时头部尽量转向对侧，针干一般保持水平，在胸锁乳突肌的深部指向胸骨柄上窝方向。针尖不宜过分向内侧深入过深，以免损伤颈总动脉。

3. 术前准备

（1）向病人及家属讲明穿刺的目的、必要性，请其签字同意后实施。

（2）过敏体质者，需行利多卡因皮试，阴性者方可实施。

（3）准备物品 手套、消毒用品、5mL 注射器、利多卡因、敷贴、缝线、缝针、生理盐水，专用的一次性深静脉穿刺包。

4. 操作步骤（以颈内静脉中路插管为例）

（1）洗手 术者按 7 步洗手法认真清洗双手后，准备操作。

（2）病人去枕仰卧、头后仰并转向对侧，最好头低位 15°～30°，使颈内静脉充盈，以利于穿刺成功，且可避免并发气栓，必要时肩部垫高；若病人存在肺动脉高压或充血性心力衰竭，则可保持水平卧位穿刺。

（3）戴消毒手套，常规消毒皮肤、铺巾。

（4）触摸并确认胸锁乳突肌三角顶点作为皮肤定点。清醒病人遇有胸锁乳突肌触摸不清，可嘱病人抬头并深吸气，常可显露轮廓。

（5）由于颈内静脉与颈总动脉相距很近，为避免误伤动脉，以确定穿刺的角度和深度，在正式穿刺前强调先用细针试穿。用细针连接盛有局麻药（一般用1%的利多卡因）的注射器，在皮肤定点处作皮丘，进针时针干与皮肤呈30°角，与中线平行直接指向足端，边进针边抽，并保持一定的负压，进入血管确认为静脉血后，改用穿刺针穿刺，按试穿针的角度、方向及深度进行穿刺，如穿入较深，针尖已穿破颈内静脉，则可慢慢退出，边退针边回抽，抽到静脉血后，减少穿刺针与额面的角度，当回抽和注入血液很通畅时，注意固定好穿刺针的位置，不可移动，否则极易滑出静脉。

（6）经穿刺针插入导引钢丝，插入时不能遇到阻力，有阻力时应调整穿刺针位置，包括角度、斜面方向和深浅等，或再回抽血液直至通畅为止，然后再插入导引钢丝，直至插入三格左右，退出穿刺针，压迫穿刺点，同时擦净钢丝上的血迹。需用静脉扩张器的导管，可插入静脉扩张器扩张皮下或静脉。

（7）将导管套在导引钢丝外面，导管尖端接近穿刺点，导引钢丝必须伸出导管尾端，用左手拿住，右手将导管与钢丝一起部分插入，待导管进入颈内静脉后，边插导管至适当深度（一般导管插入深度为12～15cm），边退钢丝，再接注射器回抽血液通畅，即可接上输液。

（8）将导管固定片固定在接近穿刺点处，缝针固定导管，最后敷帖固定。

（二）锁骨下静脉

1. 解剖

锁骨下静脉是腋静脉的延续，由第1肋外缘呈轻度向上的弓形位，于锁骨内侧约1/3的后上方，行至胸锁关节的后方，与颈内静脉相汇合，其汇合处向外上方开放的角叫静脉角。锁骨下静脉较表浅粗大，成人周径可达2.0cm，常处于充盈状态，静脉壁与筋膜附着，管腔不易塌陷，可重复使用，尤其是循环血量不足而静脉穿刺困难时，锁骨下静脉穿刺成功率高。锁骨下静脉与颈内静脉在相当于胸锁关节及前斜角肌内缘处汇合形成静脉角，此处右侧有淋巴导管，左侧有胸导管汇入，穿刺右侧较安全，以免误伤胸导管。右侧锁骨下静脉比左侧粗，变异小。锁骨下静脉与颈内静脉汇合处，其后方约 5mm 便是肺尖，因胸膜顶和肺尖较第一肋软骨高出 3 ～ 4cm，如进针角度过大或潜行过深，均易刺破胸膜和肺组织。

2. 穿刺技术

（1）体位　平卧，最好取头低足高位，在两肩胛骨之间直放一小枕，使双肩下垂，锁骨中段抬高，借此使锁骨下静脉与肺尖分开。病人面部转向穿刺者对侧，借以减小锁骨下静脉与颈内静脉的夹角，使导管易于向中心方向送入，而不致误入颈内静脉。

（2）穿刺点选择

①锁骨下进路：锁骨中、外 1/3 交界处，锁骨下方约 1cm 为进针点，针尖向内轻度向头端指向锁骨胸骨端的后上缘前进。在穿刺过程中尽量保持穿刺针与胸壁呈水平位，贴近锁骨后缘。

②锁骨上进路：在胸锁乳突肌的锁骨头外侧缘，锁骨上缘约 1.0cm 处进针。穿刺针与身体正中线呈 45°角，与冠状面保持水平或稍向前呈 15°角，针尖指向胸锁关节；缓慢向前推进，且边进针边回抽，一般进针 2 ～ 3cm 即可进入锁骨下静脉，直到有暗红色回血为止。然后穿刺针由原来的方向变为水平，以使穿刺针与静脉的走向一致。

（3）步骤

①术野常规消毒、铺巾。

②局部麻醉后，用注射器细针做试探性穿刺，针头与皮肤呈 30°～ 45°角向内向上穿刺，针头保持朝向胸骨上窝的方向，紧靠锁骨内下缘徐徐推进，边进针边抽动针筒使管内形成负压，一般进针 4cm 可抽到回血（深度与病人的体形有关）。如果以此方向进针已达 4 ～ 5cm 时仍不见回血时，不要再向前推进，以免误伤锁骨下动脉。应慢慢向后撤针并边退边抽回血。在撤针过程中仍无回血，可将针尖撤至皮下后改变进针方向，使针尖指向甲状软骨，以同样的方法徐徐进针。

③试穿确定锁骨下静脉的位置后，即可换用穿刺针置管，穿刺针方向与试探性穿刺相同，一旦进入锁骨下静脉的位置后即可抽得大量回血，此时再轻轻推进0.1～0.2cm，使穿刺针的整个斜面在静脉腔内，并保持斜面向下。将导丝自穿刺针尾部插孔缓缓送入，使管端达上腔静脉，退出穿刺针。将导管引入中心静脉后退出导丝。抽吸与导管连接的注射器，如回血通畅，说明管端位于静脉内。插管深度：左侧一般不宜超过15cm，右侧一般不宜超过12cm，以能进入上腔静脉为宜。

④取下注射器，将导管与输液器连接。妥善固定导管，敷贴覆盖穿刺部位。

（三）股静脉

1. 体位

病人取仰卧位，膝关节微屈，臀部稍垫高，髋关节伸直并稍外展外旋。

2. 穿刺点选择

穿刺点选在髂前上棘与耻骨结节连线的中、内段交界点下方2～3cm处，股动脉搏动处的内侧0.5～1.0cm。

3. 进针方法

右手持穿刺针，针尖朝脐侧，斜面向上，针体与皮肤成30°～45°，肥胖病人角度宜偏大。沿股动脉走行进针，一般进针深度2～5cm。持续负压。见到回血后再作微调。宜再稍进或退一点。同时下压针柄10°～20°，以确保导丝顺利进入。

4. 基本操作

同锁骨下静脉穿刺或颈内静脉穿刺。

五、注意事项

1. 熟悉颈部局部解剖。

2. 穿刺点定位要准确。

3. 进针深度　一般1.5～3cm，肥胖者2～4cm。

4. 掌握穿刺针的方向，避免过度内偏，可减少动脉损伤可能。

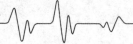

5. 穿刺时，穿刺针尖的落点不一定正巧在血管的中央，有时可偏在一侧；或者穿刺针进入过深，顶于血管的对侧壁。此时抽得回血但导丝推进会有困难。遇此情况不能用暴力强行推进，可将穿刺针连接注射器慢慢地边抽吸边退出导管，直至回血畅通，再重新置入导丝，经几次进退仍无法顺利插入，则需重行穿刺。改变方向时需要先撤至皮下再进针。操作过程中不可强行推送任何器械进入血管，动作要轻，操作要规范。

6. 血管穿刺最关键，刺中血管后主要依据颜色、压力确认是否为静脉血。

7. 穿刺针进入静脉后，要固定住位置，小心移位。

8. 操作过程中嘱病人不要大幅度呼吸，尤其是中心静脉压很低时，一定要避免空气进入，注意空气栓塞可能。

9. 导丝不可插入过深，以免进入心脏引起心律失常、心肌损伤，同时还要注意导丝全部滑入血管的可能。

10. 掌握多种进路，不要片面强调某一进路的成功率而进行反复多次的穿刺。

11. 导管出现封堵现象时可使用注射器尽力回抽，严禁向内推注，以防肺栓塞发生，仍不通时只能拔管。

12. 左颈内静脉的后面及前斜角肌的前方有胸导管通过，如果要选择左侧置管，宜选后路进针法。

六、置管理想位置深度

中心导管尖端的理想位置应在上腔静脉的上部近右心房处，在 X 线平片上应在心包影以上的位置——成人约在两侧锁骨头下缘连线以下 2cm 处，相当上腔静脉与心包影的分界水平。估计值：

身高 < 100cm 者，深度（cm）=（身高 ÷ 10）−1

身高 > 100cm 者，深度（cm）=（身高 ÷ 10）−2

七、测压方法

标准零点调节：一般以右心房中部水平线为标准，基本上相当于仰卧位第

4 肋间腋中线水平，侧卧位胸骨右缘第 4 肋间水平。有换能器测压法和水压力计测压法两种，以后者简单方便多用，具体方法如下：首先转动三通，使输液管与测压管相通，液面在测压管内上升，液面要高于病人实际的 CVP 值（中心静脉压），同时不能从上端管口流出；再调节三通，关闭输液通路，使测压管与静脉导管相通，测压管内液面下降，当液面不再降时读数；最后调节三通，关闭测压管，开放输液通路。如果用换能器测压，可随时观察 CVP 曲线变化和值。

八、并发症及预防措施

1. 气胸

无论是颈内静脉或是锁骨下静脉穿刺，都有穿破胸膜和肺尖的可能，其原因主要是穿刺时针干的角度和针尖的方向不当。如用锁骨下进路时，针干与皮肤角度太大使针尖离开锁骨下缘，很容易穿破胸膜和肺。又如作颈内静脉穿刺时，为避开颈总动脉而针尖指向过于偏外，往往会穿破胸膜顶和肺尖。如果仅为一针眼产生少量气胸不需特殊处理，可自行吸收。如果针尖在深部改变方向使破口扩大，再加上正压机械通气，气胸会急剧加重甚至形成张力性气胸。置管后突发心慌、呼吸急促、呼吸困难等症状，休息后不能缓解，要怀疑气胸可能，可检查胸片明确诊断，如肺组织压迫过大（大于 30%）需行胸腔闭式引流治疗。

2. 血肿及血胸

在行锁骨下进路穿刺时，如果进针过深易误伤锁骨下动脉，这时应立即撤针并从锁骨上压迫止血，若同时穿破胸膜势必会引起血胸。颈内静脉穿刺尤其易损伤动脉，只要及时退针，局部压迫 3 ～ 5 分钟可止血。改换穿刺点或经锁骨上路穿刺锁骨下静脉，如出血不能控制，或者胸片显示胸腔积血进行性增加，常需开胸手术止血处理。

3. 液胸

无论是颈内静脉还是锁骨下静脉穿刺时，在送管时都有可能穿透静脉而送入胸腔内，此时液体都输入胸腔内。其表现有以下几点：①从此路给药（麻醉药、肌松药等）均无效。②测量中心静脉压时出现负压（体外循环前不应出现负压）。

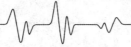

③此路输液通畅但抽不出回血。若出现上述现象，应确诊导管在胸腔内，不应再使用此通路，应另行穿刺置管

4. 空气栓塞

穿刺前未使病人头低位，如病人处于低血容量状态，当穿中静脉后一旦撤掉注射器与大气相通，由于心脏的舒张而将空气吸入心脏。对后天性心脏病（无心内分流）的病人进入少量空气不致引起严重后果，但对有心内分流的先天性心脏病病人（尤其是右向左分流的紫绀病人）可能引起严重后果。穿刺时应尽力避免。

5. 折管

由于导管质量差，术后病人躁动或作颈内静脉置管时术后颈部活动频繁而造成，并多由导管根部折断。使用前注意检查器械有无过期，包装有无破损，保证产品质量，一旦发生折断端可随血流游走，为避免血栓的发生常需外科手术取出。

6. 心肌穿孔

由于导管太硬且送管太深直至右心房，由于心脏的收缩而穿破心房壁（也有穿破右室壁的报道），在心脏直视手术切开心包即能发现，给予适当处理即可。但在非心脏手术或是抢救危重病人时常常引起心包填塞，如不能及时发现作出正确诊断，后果十分严重，死亡率很高。操作后出现不明原因心功能异常，心电图及听诊怀疑心包填塞，紧急条件下可心包穿刺缓解症状，条件允许行心脏手术治疗。

7. 感染

病原菌进入血液在导管头端的纤维套囊内繁殖，可引起导管源性感染。留置中心静脉导管的病人，出现不明原因的寒战、发热、白细胞数升高，除外肺源性感染、泌尿系感染及其他可能性时，要考虑中心静脉置管感染的可能，应及时拔除导管，并剪取导管头端约1cm处作细菌培养。引起感染的因素是多方面的：①置管时间。感染率与置管时间成正比。②原发病。导致免疫功能下降的疾病及应用激素、化疗药等影响病人免疫功能的感染率高。③置管部位。锁骨下静脉穿刺管易固定、不易污染，感染率低；颈内静脉置管不易固定，导管随头部活动而移动，加之可能伴气管切开，穿刺部位易受分泌物污染，感染率高；股静脉穿刺点皮肤潮湿，易于细菌生长增殖，易受大小便污染，感染率高。因此，预防要集中于缩短置管时间，优选置管部位，合理选用抗生素。一旦怀疑导管源性感染，应及时拔除导管，去除感染源。

第六节 经外周静脉置入中心静脉导管（PICC）

经上肢贵要静脉、肘正中静脉、头静脉、肱静脉、颈外静脉（新生儿还可通过下肢大隐静脉、头部颞静脉、耳后静脉等）穿刺置管，导管尖端位于上腔静脉或下腔静脉。PICC 宜用于中长期静脉治疗，可用于任何性质的药物输注，不应用于高压注射泵注射造影剂和血液动力学监测（耐高压导管除外）。可留置 1 年；感染发病率小于 3%；适合长期输液者。

一、适应证

1. 缺乏外周静脉通路，或条件不好，难以维持静脉输液者。
2. 需要中、长期保持静脉通道者。
3. 颈、胸部手术的病人，或危重病人抢救时。
4. 需要经常测量中心静脉压力的病人（导管必须为耐高压材质）。
5. 静脉治疗超过 7 天者。
6. 使用对外周静脉刺激和损害较大的药物。

二、禁忌证

1. 严重出血性疾病（凝血功能障碍）。
2. 有静脉血栓形成史。
3. 有血管外科史或外伤、锁骨骨折。
4. 外周静脉不能确认。

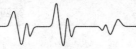

5. 已知或怀疑与插管相关的感染　菌血症或败血症的迹象。置管部位、全身皮肤感染。

6. 已知或怀疑病人对导管所含成分过敏者。

7. 既往在预定插管部位有放射治疗史。

8. 上腔静脉综合征。

9. 乳腺癌患侧肢体。

10. 已发生血栓性静脉炎、血液透析动静脉瘘。

三、PICC 分类

1. 分为单腔、双腔。

2. 按导管型号可分为 1.9Fr、3Fr、4Fr、5Fr、6Fr。

3. 按导管结构可分为前端开口式和三向瓣膜式。

4. 按导管耐受性可分为耐高压管和非耐高压管。

四、PICC 特点

导管材料一般为硅胶或聚乙烯材质。

1. 前端开口式

导管尖端为平口设计，置管前需使用专业切割器将导管进行修剪，导管总长度为 65cm。

2. 三向瓣膜式

导管为蓝色硅胶材质，尖端为三向阀门设计，此导管可有效防止血液反流、空气进入，导管总长度为 55cm。

3. 耐高压导管

为聚乙烯材质，是唯一可进行静脉造影的导管，还可以监测中心静脉压。

五、PICC 置管技术

1. 传统置管技术。

2. 改良赛丁格置管技术（略）。

3. B 超引导下的改良赛丁格技术（略）。

六、PICC 应用的要求

1. 肘部血管良好。

2. 穿刺部位无损伤或感染。

3. 健侧手臂。

4. 配合的病人。

5. 专门培训的医护人员。

七、PICC 置管技术操作流程

1. 用物准备

无菌治疗巾、止血带、一次性垫巾、PICC 导管包及穿刺包、皮肤消毒剂、输液接头、20mL 注射器 2 个、无菌手套 2 副、生理盐水、手消毒液、皮尺、标记笔。

2. 病人准备

（1）指导病人清洗双上肢、腋下、颈部皮肤，换清洁病号服，戴圆帽。

（2）核对病人，向病人解释操作目的及过程。

（3）签署知情同意书。

3. 评估病人

（1）评估穿刺部分皮肤情况。选择静脉：放置止血带，首选右侧，遵循首选贵要静脉，次远正中静脉，末选头静脉原则。协助病人平卧，将防水垫巾至于臂下。术侧上肢外展与躯体呈 90°。

（2）自肘窝上 10cm 处测量双侧臂围。测量导管长度，自穿刺点至右胸锁关节，再向下至第三肋间。

4. 操作人员准备

（1）关闭门窗，屏风遮挡。

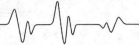

（2）操作人员洗手、戴口罩、戴圆帽。

（3）核对医嘱及知情同意书的签署。

（4）检查所需用物的有效期。

5. 建立无菌区

（1）洗手，打开穿刺包，戴无粉无菌手套。

（2）将无菌治疗巾垫于病人手臂下，助手将止血带放好。

（3）消毒　用75%的酒精棉球消毒皮肤3遍，消毒范围以穿刺点为中心，上下直径20cm，两侧至臂缘，待酒精干后碘伏消毒3遍，面积≤酒精消毒面积。（消毒时，第一遍顺时针，第二遍逆时针，第三遍逆时针）

（4）摘手套，洗手，穿无菌隔离衣，戴无粉无菌手套。

（5）助手协助铺无菌大单，覆盖术侧，保证无菌区域最大化。铺洞巾。

（6）助手将PICC导管、2支20mL注射器及接头放入无菌区内。

（7）用20mL生理盐水预冲导管及相关配件，润滑亲水性导丝，检查导管完整性。

（8）助手位于对侧协助扎止血带，使止血带远离无菌区，嘱病人握拳。

6. 穿刺

（1）病人绷紧皮肤，以15°～30°角进针，见回血后降低穿刺角度，再进针0.5～1cm，使穿刺针针尖完全进入静脉，固定针芯，向前推进插管鞘，将插管鞘完全送入静脉。

（2）在穿刺点下方垫无菌纱布，左手食指按压穿刺鞘前端静脉，拇指固定穿刺鞘，右手撤出针芯。嘱病人放松皮肤，助手松止血带。

7. 置管

（1）固定好穿刺鞘，将导管缓慢、匀速送入静脉，当导管置入25cm时，嘱病人将头转向穿刺侧并用下颌抵肩，当导管到达预定长度后病人头恢复原位。

（2）按压导管鞘上端静脉，盖无菌纱布，退出导管鞘。

（3）将导管与金属柄分离，左手轻轻按压穿刺点，右手将导丝缓慢匀速撤出。

（4）修剪导管，使导管保留体外 5cm，注意不要将导管剪出斜面或毛茬。

（5）将减压套筒套在导管上，再将导管连接到连接器翼形部分的金属柄上，锁定减压套筒和翼形部分。

（6）连接接头，再次抽回血，以确定穿刺成功，用 10mL 生理盐水脉冲式冲管，正压封管。

（7）撕去孔巾，清洁皮肤。

8. 固定导管

（1）摆放导管位置，安装思乐扣，将 2cm×2cm 的无菌纱布至于穿刺点上方，无张力粘贴透明贴膜，贴膜下缘对齐思乐扣下缘，"塑形"。

（2）取无菌胶带蝶形固定思乐扣下缘导管，再取无菌胶带覆盖贴膜边缘。助手将胶带上注明 PICC、置管日期、操作者姓名缩写。

9. 整理用物

（1）垃圾分类处理。摘手套，脱隔离衣，洗手。

（2）向病人和家属交待注意事项。

（3）拍胸片确定导管尖端位置。

10. 记录

（1）导管的类型、型号、批号、外露段的长度。

（2）选择穿刺的静脉名称、臂围。

（3）导管长度、X 线胸片显示导管位置。

（4）穿刺过程是否顺利、病人有无不适主诉。

（5）完善《PICC 维护手册》，交病人妥善保管。

八、PICC 的护理

1. 留置导管 24 小时内观察

（1）前臂有无水肿或青紫。

（2）穿刺点有无渗血、渗液。

（3）穿刺点部位有无红肿或血肿。

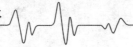

（4）穿刺点上方有无发红、变硬、出现条索状线或疼痛。

（5）病人有无不适感，如头痛。

2. 使用过程中观察

（1）穿刺点有无红肿、液体渗出或水肿。

（2）穿刺点周围有无疼痛或硬结。

（3）体温有无变化。

（4）液体输入状况。

（5）导管有无脱出。

（6）测量双侧上臂周长　取肘窝上方 10cm 处。

3. PICC 护理

（1）导管固定　用 10cm×12cm 无菌透明膜固定导管，固定器须用贴膜贴住，用胶布交叉固定尾端。胶布贴在透明膜上。

（2）换膜　更换贴膜时应按常规消毒穿刺点，需压住接头部位，往肘部上方撕，避免拉出导管。在操作后第一个 24 小时后更换贴膜，以后每 3 天或每周更换一次，出现潮湿、脱落等任何污染或危及导管时随时更换，使用发汗剂者要求每 48 小时更换敷料。

（3）封管　建议用 20mL 肝素盐水正压封管，肝素液浓度 0～10U/mL。每次治疗后须正压封管，以防远端回血。用三通时也须边推肝素盐水边关开关，开关一定得关死，避免回血导致堵塞。

（4）导管的拔除　可根据治疗所需由医生决定留置时间。导管拔除时应从穿刺点部位轻慢拔出，立即压迫止血，用无菌敷料固定，每 24～48 小时换药直至创口愈合，观察导管长度，查看有无损伤或断裂，并做好记录。

（5）护士维护注意事项

①输液前先抽回血，确认导管是否通畅。

②每次输液后用生理盐水 20mL 脉冲式冲管，并正压封管。

③输血、抽血、输脂肪乳等高黏性药物后立即用生理盐水 20mL 脉冲式冲管后，再接其他输液。

④冲管必须使用脉冲方式，并做到正压封管。

⑤禁止使用小于 10mL 的注射器冲管。

⑥勿使用暴力冲管。

⑦换药过程严格遵守无菌操作，观察并记录导管刻度。

⑧禁止导管体外部分移入体内。

⑨观察用 PICC 的输液的流速，若发现流速明显降低时应及时查明原因并妥善处理。

⑩ PICC 为一次性用品，严禁重复使用。

九、PICC 潜在并发症及处理

1. 穿破血管
原因：因外周静脉不及中心静脉粗大，即管壁薄，所以在进针时动作勿太快，进皮时力稍大些，进皮后再进血管；未触及血管（穿刺时）。

处理：PICC 穿刺针相对普通输液针头较粗，加上在外周穿刺，所以在进针时未碰见血管，可将止血带稍下移（接近穿刺点），以便膨胀血管，或位于穿刺点上方，用手按紧或在穿刺点附近轻轻拍打，也可在穿刺前用毛巾热敷所选择的血管，使其更充盈。

2. 导管堵塞
原因：穿刺时间过长，病人年龄偏大，血液黏稠度高。

处理：在穿刺前可将导管注满肝素盐水后再穿刺。

3. 穿刺针在血管里但未回血
原因：因病人自身血管条件限制，肿瘤化疗病人血管较硬。

处理：在穿刺前穿刺针接注射器穿刺，避免穿破血管。

4. 送管不畅
原因：导管前端触及静脉瓣。

处理：可将导管往外退 2cm 左右再转一圈避开静脉瓣送管，在腋窝处扎止血带或导管接注射器，边推盐水边送管，但必须确定导管在血管内。

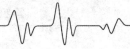

5. 液体输入不畅

原因：导管只有一末端孔，如末端孔顶到血管壁，回血抽不出且液体滴入不畅。

处理：将导管外抽 1～2cm，如无效，将导管外端转几圈，避开静脉壁。

6. 误伤动脉

原因：穿刺过深，误入动脉。

处理：退出穿刺针，加压止血。

7. 心律失常

原因：导管尖端位置过深所致，进入心房或心室。

处理：应准确测量长度避免置入过长，退出导管少许。

8. 机械性静脉炎

原因：与选择导管的型号和血管的粗细不适宜有关，穿刺侧肢体过度活动。

处理：湿热敷 20 分钟 / 次，4 次 / 日，抬高患肢，避免剧烈活动。若三天未见好转或更严重应拔管。

9. 血栓性静脉炎

原因：与选择导管的型号和血管的粗细不适宜有关（导管外周形成血栓），与穿刺时损伤血管内膜有关。

处理：热敷、尿激酶溶栓、拔管。

10. 感染

原因：与无菌技术及不及时换药有关，免疫力低下病人。

处理：严格遵守无菌操作技术，遵医嘱给予抗生素治疗，加强换药，做细菌培养以确诊及应对。

11. 导管阻塞

原因：药物配伍禁忌，药物之间不相溶，未经盐水冲管就肝素封管，脂肪乳剂沉淀，或血管内膜损伤，正压封管不严格。

12. 前臂水肿

原因：加压时绷带缠绕过紧，体位关系或侧支循环不良引起。

处理：适当调整绷带松紧，防止穿刺侧肢体受压，适当抬高穿刺侧肢体。

第七节　动脉穿刺技术操作指南

一、适应证

1. 严重休克需急救的病人，经静脉快速输血后情况未见改善，须经动脉提高冠状动脉灌注量及增加有效血容量。

2. 麻醉、手术期及危重病人需持续监测动脉血压。

3. 施行特殊检查或治疗，如血气分析，选择性血管造影和治疗

二、禁忌证

1. 慢性严重心肺或肾脏疾病、晚期肿瘤。

2. 周围皮肤炎症或动脉痉挛及血栓形成。

3. 有出血倾向者。

三、术前准备

1. 了解、熟悉病人病情。与病人或家属谈话，做好解释工作，争取清醒病人配合。

2. 如果部位需要，可先行局部备皮。

3. 器械准备　清洁盘、小切开包、穿刺针、导引导丝及动脉留置导管、0.4%枸橼酸钠生理盐水或肝素生理盐水冲洗液、加压装置。

四、操作步骤

1. 以桡动脉穿刺为例

（1）腕下垫纱布卷，背伸位，常规皮肤消毒、铺洞巾。

（2）术者戴好帽子、口罩，立于病人穿刺侧，戴无菌手套，以左手食指和中

指在桡侧腕关节上 2cm 动脉搏动明显处固定欲穿刺的动脉。

（3）右手持注射器（肝素生理盐水冲洗），在两指间垂直或与动脉走向呈 40°角刺入。如见鲜红色血液直升入注射器，表示已刺入动脉。

（4）用左手固定原穿刺针的方向及深度，右手以最大速度注射药液或采血。操作完毕，迅速拔出针头，局部加压不得少于 5 分钟。

2. 以股动脉穿刺为例

经股动脉穿刺置管：由于股动脉内径大，技术容易掌握，血液循环不容易受损，可根据需要置入较大鞘管等优点，成为经动脉介入检查与治疗最常选择的方法。

（1）穿刺点的选择　选择搏动最强侧的股动脉作为血管入路。如果两侧腹股沟处股动脉搏动相当，则一般选择右侧股动脉。如果股动脉在一周内曾被穿刺过，最好使用对侧股动脉。穿刺点应选择在股横纹下方约 2cm 处，股动脉搏动正下方。穿刺点过高可能使穿刺针越过腹股沟韧带，使术后止血困难。穿刺点过低，则因股动脉进入收肌管位置较深，穿刺不易成功，且有动脉分支，另有股静脉走行于股动脉下方，容易造成动静脉瘘。

（2）采用 2% 利多卡因局部浸润麻醉　先在皮内注射形成皮丘，然后沿穿刺方向进穿刺针，估计到达股动脉深度后，在其周围进行浸润麻醉。每次注药前先回抽注射器，证实无回血后再行注入。以后边退针边注入，以逐层麻醉皮下组织。

（3）左手三个手指保持一条直线置于穿刺点上方股动脉搏动最明显处，穿刺针与皮肤成 30°～45°角，中空穿刺针斜面向上进针，当持针手感觉到明显的动脉搏动时，即可刺破血管，见搏动性血流从穿刺针喷出，缓慢送入导引钢丝，退出穿刺针，盐水纱布擦拭导引钢丝，沿导引钢丝送入动脉鞘。肝素盐水冲洗鞘管。

五、注意事项

动脉穿刺的并发症由于所选择的动脉穿刺路径不同，各种血管并发症的种类及发生概率不尽相同，主要的血管并发症包括：出血、血肿、感染、假性动脉瘤、动静脉瘘、动脉夹层或夹层动脉瘤、动脉闭塞等。

1. 出血与血肿

（1）原因

①反复穿刺导致股动脉周围小动脉分支或毛细血管丛损伤，引起局部渗血。

②穿刺点过高导致术后压迫止血困难。

③穿透血管后壁，血液自血管后壁渗出，严重时可出现腹膜后血肿。

④拔出动脉鞘管后压迫止血不当、压迫时间过短，或病人过早下床活动。

⑤肝素用量过大。

（2）预防

①严格、规范、准确地进行股动脉穿刺，争取一次穿刺成功，避免反复、多次穿刺。

②严格掌握肝素用量。

③使用正确的压迫止血方法。

④叮嘱病人及家属卧床期间避免大幅度活动穿刺侧肢体，避免过早下床，密切观察穿刺局部纱布有无渗血及穿刺部位周围有无肿胀。

（3）处理

①穿刺局部出血，应立即给予压迫止血，并尽可能将皮下淤血挤出。稳定后可考虑局部理疗，促进血肿吸收。

②监测病人血压、血红蛋白，根据情况给予补液、输血、升压药物。

③必要时借助超声检查判断出血部位，是否有活动出血。若出血加重，考虑外科手术或介入处理。

2. 感染

穿刺点皮肤的感染会引起局部红、肿、热、痛，重度感染会导致菌血症甚至感染性心内膜炎。病人会出现发热、寒战及相应的心脏体征。

（1）预防　执行严格的皮肤消毒及无菌措施，包括穿戴衣服、帽子、口罩等。

（2）处理　轻度的局部感染可以局部消毒、换药、引流，口服或静脉使用抗生素。出现菌血症时应根据血培养结果选择敏感抗生素，必要时进行外科手术治疗。

3. 血管损伤

（1）动脉夹层　多见于股动脉、髂动脉及腹主动脉，在 X 线透视下，沿血管壁有造影剂滞留。

①原因：病人原有严重的主动脉硬化、狭窄病变；髂动脉、腹主动脉严重扭曲；穿刺或推送导丝时动作粗暴。

②预防：术前对穿刺血管进行认真、仔细检查与评价，对可疑血管病变应行超声检查明确病变性质与程度；动脉穿刺准确、规范，穿刺针刺入动脉后、回血顺畅后再送入导丝；推送导丝过程中，动作轻柔，如遇阻力，切忌盲目用力，应选择带亲水涂层的超滑导丝，在 X 线透视下缓慢推送导丝，导丝通过扭曲、狭窄的病变后，沿导丝缓慢送入动脉鞘管，且尽可能选择小鞘管；对于严重狭窄、扭曲的髂动脉、腹主动脉，应选择长鞘管以减少介入检查或治疗导管对血管的损伤。

③处理：动脉夹层一经确诊，需密切监测病人重要生命体征及血红蛋白，视病情决定内科保守治疗或外科手术治疗；一般夹层不影响肢体供血可不处理；严重夹层可行支架置入术或外科手术治疗。

（2）血管破裂　包括动脉主支（髂动脉、腹主动脉）及其分支的破裂。病人会出现腹腔及盆腔内出血及血肿，严重时可导致失血性休克。

①原因：动脉本身存在着严重的硬化、狭窄、扭曲；操作动作粗暴。

②预防：术前对穿刺血管进行认真、仔细的评价；穿刺方法准确、规范，一定要在穿刺针尾部回血好时再送入导丝，推送导丝过程中遇到阻力，应在 X 线透视下缓慢推送导丝，或换用带亲水涂层的超滑导丝；尽可能选择小直径鞘管。

③处理：密切监测病人重要生命体征及血红蛋白，必要时给予补液、输血及升压药物；分支血管的破裂、出血可采用栓塞、封堵的方法；大的血管破裂则需外科手术治疗。

（3）假性动脉瘤 血肿在动脉穿刺处与动脉腔相通，收缩期血液自管腔流入血肿腔内，舒张期血液自血肿腔流入动脉腔内。穿刺部位可以触及搏动性肿块，听诊可以闻及明显的血管杂音，血管超声多普勒检查可以确诊。

①原因：穿刺不当；压迫止血不当；动脉鞘过大，造成创口过大。

②预防：进行准确、规范的股动脉穿刺操作；使用正确的止血方法。

③处理：在超声多普勒指导下，用手或血管压迫器压迫股动脉破口（瘤颈部），若超声提示无血液流动信号，加压包扎 24～48 小时；瘤腔内注射凝血酶等促凝物质；外科手术治疗。

（4）动静脉瘘 由于穿刺时同时穿透动、静脉，在动、静脉之间形成交通。多在穿刺后数天内出现，穿刺部位听诊可以闻及连续性血管杂音，血管多普勒超声显示动静脉间有相交通的通道。

①原因：穿刺点过低，股动、静脉同时被穿透；导引钢丝送入动脉过短，送入动脉鞘时，鞘芯穿透静脉管壁。

②预防：进行准确、规范的股动脉穿刺操作。

③处理：损伤较小的动静脉瘘，可在超声指导下压迫，效果不确定；损伤大的动静脉瘘需外科手术治疗。

（5）血管闭塞 多发生于经桡动脉及肱动脉穿刺置管，动脉损伤后远端血管闭合。穿刺部位远端动脉搏动消失，超声多普勒检查可以确诊。

①原因：穿刺血管过于细小；术后加压包扎过紧或时间过长。

②处理：部分病人血管闭塞后可以再通，闭塞远端肢体可以通过其他血管供血。如果出现远端肢体缺血情况，需外科手术治疗。

（6）血栓和栓塞

①原因：穿刺困难、操作时间过长或病人存在高凝状态等因素，会导致穿刺针内、导丝及鞘管表面形成血栓，血栓脱落后会随血流到达远端动脉；在送入导丝及鞘管的过程中，由于操作方法不当、动作过于粗暴，或动脉本身存在着严重的狭窄、硬化、扭曲，使得血管内膜的粥样斑块脱落，引起远端动脉的栓塞；卧床时间过长，或加压包扎过紧、时间过长，导致深静脉内血栓形成，血栓脱落引

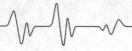

起肺栓塞。

②预防：术前对穿刺血管进行认真、仔细的检查与评价；穿刺前用肝素盐水认真冲洗穿刺针、导丝及鞘管；穿刺方法正确、规范，手法轻柔，在送导丝有阻力时，应选择超滑导丝并在 X 线透视下操作；避免加压包扎过紧、时间过长；嘱病人尽早下床活动；高危病人预防应用抗凝药物。

③处理：一般小动脉栓塞不需特殊处理；深静脉血栓形成应积极抗凝治疗，避免发生肺栓塞，如发生肺栓塞时，应视病情采取相应紧急抢救措施。

第五章　麻醉科基本技术

第一节　局部麻醉与神经阻滞

一、概述

局部麻醉也称部位麻醉，是指在病人神志清醒的状态下，将局麻药应用于身体局部，使机体某一部位的感觉神经传导功能暂时被阻断，运动神经传导保持完好，或同时有程度不等的被阻滞状态。这种阻滞作用应完全可逆，不产生明显的组织损害。常见的局部麻醉有表面麻醉、局部浸润麻醉、区域阻滞、神经阻滞四类。

二、表面麻醉

将渗透作用强的局麻药与局部黏膜接触，使其透过黏膜而阻滞浅表神经末梢所产生的无痛状态，称为表面麻醉。目前应用于表面麻醉的局麻药分两类：羟基化合物和胺类，其中胺类又分为酯类和酰胺类。常见的表面麻醉药主要有以下几种（见表 5-1）。

表 5-1　常见的表面麻醉药

局麻药	浓度	剂型	使用部位
利多卡因	2%～4%	溶液	口咽、鼻、气管及支气管
	2%	凝胶	尿道
	2.5%～5%	软膏	皮肤、黏膜、直肠
	10%	栓剂	直肠
	10%	气雾剂	牙龈黏膜

续表

局麻药	浓度	剂型	使用部位
丁卡因	0.5%	软膏	鼻、气管、支气管
	0.25% ～ 1%	溶液	眼
恩纳软膏	5% 利多卡因和 5% 丙胺卡因盐基混合剂	乳剂	皮肤
TAC	0.5% 丁卡因、11.8% 可卡因及 1∶200 000 肾上腺素	溶液	皮肤

1. 眼科手术

病人平卧，滴入 0.25% 丁卡因 2 滴，嘱病人闭眼，每 2 分钟重复滴药一次，3 ～ 5 次即可。麻醉作用持续 30 分钟，可重复应用。

2. 鼻腔手术

用小块棉布先浸入 1∶1000 肾上腺素中，挤干后再浸入 2% ～ 4% 利多卡因或 0.5% ～ 1% 丁卡因，挤去多余麻醉药，然后将棉片填贴于鼻甲与鼻中隔之间约 3 分钟。在上鼻甲前庭与鼻中隔之间再填贴第二块，待 10 分钟后取出，即可行鼻息肉摘除、鼻甲及鼻中隔手术。

3. 咽喉、气管及支气管表面麻醉

咽喉及气管内喷雾法是施行气管镜、支气管镜检查，或施行气管及支气管插管术的表面麻醉方法。先令病人张口，对咽部喷雾 3 ～ 4 下，2 ～ 3 分钟后病人咽部出现麻木感，将病人舌体拉出，向咽喉部黏膜喷雾 3 ～ 4 下，间隔 2 ～ 3 分钟，重复 2 ～ 3 次。最后用喉镜显露声门，于病人吸气时对准声门喷雾，每次 3 ～ 4 下，间隔 3 ～ 4 分钟，重复 2 ～ 3 次，即可行气管镜检或插管。

另一简单方法是在病人平卧头后仰时，在环状软骨与甲状软骨间的环甲膜作标记，用 22G 3.5cm 针垂直刺入，注入 2% 利多卡因 2 ～ 3mL 或 0.5% 丁卡因 2 ～ 4mL。穿刺及注射局麻药时嘱病人屏气，不咳嗽、吞咽或讲话，注射完毕鼓励病人咳嗽使药液分布均匀。2 ～ 5 分钟后，气管上部、咽及喉下部便出现局麻作用。

三、局部浸润麻醉

沿手术切口线分层注射局麻药，阻滞组织中的神经末梢，称为局部浸润麻醉。根据手术时间长短，可选择短时效（普鲁卡因或氯普鲁卡因）、中等时效（利多卡因、甲哌卡因或丙胺卡因）或长时效局麻药（布比卡因或依替杜卡因）。表 5-2 简单介绍了各时效局麻药使用的浓度、最大剂量和作用持续时间。

表 5-2　局部浸润麻醉常用局麻药

	普通溶液			含肾上腺素溶液	
	浓度（%）	最大剂量（mg）	作用时效（min）	最大剂量（mg）	作用时效（min）
短时效：					
普鲁卡因	1.0 ～ 2.0	500	20 ～ 30	600	30 ～ 45
氯普鲁卡因	1.0 ～ 2.0	800	15 ～ 30	1000	30
中时效：					
利多卡因	0.5 ～ 1.0	300	30 ～ 60	500	120
甲哌卡因	0.5 ～ 1.0	300	45 ～ 90	500	120
丙胺卡因	0.5 ～ 1.0	350	30 ～ 90	550	120
长时效：					
布比卡因	0.25 ～ 0.5	175	120 ～ 240	225	180 ～ 240
罗哌卡因	0.2 ～ 0.5	200	120 ～ 240	250	180 ～ 240
依替杜卡因	0.5 ～ 1.0	300	120 ～ 180	400	180 ～ 410

取 24 ～ 25G 皮内注射针，针头斜面紧贴皮肤，进入皮内以后推注局麻药，造成白色的橘皮样皮丘，然后取 22G 长 10cm 穿刺针经皮丘刺入，分层注药，若需浸润深部组织，穿刺针应由上次浸润过的部位刺入，以减轻穿刺疼痛。

注意事项：

（1）注入局麻药要深入至下层组织，逐层浸润，膜面、肌膜下和骨膜等处神经末梢分布最多，且常有粗大神经通过，局麻药应加量，必要时可提高浓度。肌纤维神经末梢少，只要少量局麻药便可产生一定肌松作用。

（2）穿刺针进针应缓慢，改变方向时应先退至皮下，避免针干弯曲或折断。

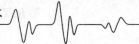

（3）每次注药前应抽吸，防止误入血管。注射完成后需等待 4～5 分钟，使局麻药作用完善。

（4）每次注药不要超过极量，以防局麻药毒性反应。

（5）感染及癌肿部位不宜用局部浸润麻醉。

四、区域阻滞

围绕手术区，在其四周和底部注射局麻药，以阻滞进入手术区的神经干和神经末梢，称为区域阻滞。可通过环绕被切除的组织（如小囊肿、肿块或组织）作包围注射，或在悬雍垂等组织（舌、阴茎或有蒂的肿瘤）基底部注射。操作要点与局部浸润法相同。

五、静脉局部麻醉

肢体近端上止血带，由远端静脉注射局麻药以阻滞止血带以下部位肢体的麻醉方法称为静脉局部麻醉。这种方法主要作用于周围小神经及神经末梢，而对神经干的阻滞作用较小，适用于能安全放置止血带的远端肢体手术，手术时间一般在 1～2 小时为宜，如神经探查、清创及异物清除等。

六、神经干及神经丛阻滞

神经干阻滞也称传导阻滞或传导麻醉，是将局麻药注射至神经干（丛）旁，暂时阻滞神经的传导功能，使该神经分布的区域产生麻醉作用，达到手术无痛的方法。穿刺部位有感染、肿瘤、严重畸形及对局麻药过敏者，应作为神经阻滞的绝对禁忌证。关于局麻药的选择见表 5-3、表 5-4。

表 5-3　粗大神经干阻滞时局麻药的选择

含 1∶200 000 肾上腺素的局麻药	常用浓度（%）	常用体积（mL）	最大剂量（mg）	平均起效时间（min）	平均持续时间（min）
利多卡因	1～2	30～50	500	10～20	120～240
甲哌卡因	1～1.5	30～50	500	10～20	180～300

续表

含 1 : 200 000 肾上 腺素的局麻药	常用浓度 （%）	常用体积 （mL）	最大剂量 （mg）	平均起效时间 （min）	平均持续时间 （min）
丙胺卡因	1～2	30～50	600	10～20	180～300
布比卡因	0.25～0.5	30～50	225	20～30	360～720
罗哌卡因	0.2～0.5	30～50	250	20～30	360～720
左旋布比卡因	0.25～0.5	30～50	225	20～30	360～720

表 5-4　细小神经根阻滞时局麻药的选择

药物	常用浓度 （%）	常用体积 （mL）	剂量（mg）	普通溶液 平均持续时间 （min）	含肾上腺素溶液 平均持续时间 （min）
普鲁卡因	2	5～20	100～400	15～30	30～60
氯普鲁卡因	2	5～20	100～400	15～30	30～60
利多卡因	1	5～20	50～200	60～120	120～180
甲哌卡因	1	5～20	50～200	60～120	120～180
丙胺卡因	1	5～20	50～200	60～120	120～180
布比卡因	0.25～0.5	5～20	12.5～100	180～360	240～420
罗哌卡因	0.2～0.5	5～20	10～100	180～360	240～420

1. 颈丛阻滞技术

适用于颈部手术，如甲状腺大部分切除术或颈动脉内膜剥脱术。对于难以保持上呼吸道通畅者禁用，双侧颈深丛阻滞应慎用或禁用。并发症主要有误入硬膜外间隙或蛛网膜下隙、局麻药毒性反应、膈神经麻痹、喉返神经阻滞、霍纳综合征。

（1）颈浅丛神经阻滞

①定位：于第 4 颈椎横突处作标记，或取颈外静脉与胸锁乳突肌后缘交点，常规消毒后在标记处用局麻药作皮丘。

②操作方法：病人去枕仰卧，头偏向对侧，操作者戴无菌手套，用 22G 针（5～6cm）经皮丘垂直刺入皮肤。缓慢进针，遇刺破纸张样的落空感后表示针

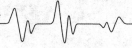

头已穿透颈阔肌，将局麻药注射到颈阔肌下。也可在颈阔肌表面再向乳突、锁骨和颈前方向作浸润注射，以分别阻滞枕小神经、耳大神经、颈前神经和锁骨上神经。一般用2%利多卡因5mL加0.5%布比卡因，或0.3%丁卡因5mL加0.1%肾上腺素0.1mL（甲亢病人禁用），于两侧各注5mL即可。也可用其他配方，视手术情况而定。

（2）颈深丛神经阻滞

①定位：由乳突至第6颈椎横突作一连线，在此连线上乳突下约1.5cm为第2颈椎横突，第2颈椎横突下约3cm为第4颈椎横突，位于颈外静脉与胸锁乳突肌后缘交点附近，第3颈椎横突位于第2、4横突之间。

②操作方法：病人去枕仰卧，头偏向对侧，双上肢紧贴身体两侧，在第2、3、4横突标记点用局麻药作皮丘。麻醉者站在病人的头侧，左手食指、中指、无名指触得颈2、3、4横突尖，以长4～5cm的22G穿刺针经皮丘垂直方向稍向足侧斜刺入，直达横突面，若病人有酸胀感，则更为确切。注药前必须先回吸，确定无血和脑脊液后，每处注射局麻药2～3mL，最多5mL（2%利多卡因5mL加0.5%布比卡因或0.3%丁卡因5mL）。改良颈丛神经阻滞即第4颈椎横突作穿刺点，穿刺针抵达第4颈椎横突后一次性注入局麻药10～15mL，药物扩散依赖椎旁间隙，可阻滞整个颈丛。

2. 臂丛阻滞技术

常用的臂丛神经阻滞方法有肌间沟阻滞法、腋路阻滞法、锁骨上阻滞法、锁骨下阻滞法和喙突下阻滞法。

（1）肌间沟阻滞法　肌间沟阻滞法是最常用的臂丛阻滞方法之一。对肩部、上臂及桡侧阻滞效果较好，而对前臂和尺侧阻滞效果稍差，阻滞起效时间也有延迟，有时需增加药液容量才能被阻滞。肌间沟阻滞法主要并发症有：误入蛛网膜下腔引起全脊麻、高位硬膜外阻滞、局麻药毒性反应、损伤椎动脉，星状神经节、喉返神经和膈神经阻滞等。

①定位：病人去枕仰卧位，头偏向对侧，手臂贴体旁，显露患侧颈部。嘱病人抬头，先在环状软骨（颈6椎体）水平找到胸锁乳突肌后缘，由此向外可触摸

到一条小肌腹即为前斜角肌，再往外侧滑动即可触到一凹陷处，其外侧为中斜角肌，此凹陷即为肌间沟。斜角肌间隙上窄下宽，沿此间隙向下方逐渐触摸，于锁骨上约 1cm 处可触及一横向走行的肩胛舌骨肌，该肌与前、中斜角肌共同构成一个三角形，该三角形靠近底边即为穿刺点。在该点用力向脊柱方向重压，病人可诉手臂麻木、酸胀或有异感。若病人肥胖或触摸不清，可以锁骨上 2cm 处的肌间沟为穿刺点。

②操作方法：颈部皮肤常规消毒，右手持一 3～4cm 长 22G 穿刺针垂直进针刺入皮肤，略向对侧足跟推进，直到出现异感或手指（手臂）肌肉抽动，如无异感，可以此穿刺针为轴扇形寻找异感，出现异感为此方法的可靠标志，可反复试探 2～3 次，以找到异感为好。若反复多次穿刺仍无异感，可触及横突（颈 6）为止。穿刺成功后，回抽无血及脑脊液，成人一次注入局麻药 20～25mL，每注入 5mL 应回抽一次。注药时可用手指压迫穿刺点上部肌间沟，迫使药液向下扩散，则尺神经阻滞可较完善。

（2）腋路臂丛阻滞法 腋路阻滞法也是最常用的臂丛阻滞方法之一。腋路阻滞上臂效果差，不适用于肩关节手术及肱骨骨折复位等。该方法没有气胸和膈神经、迷走神经或喉返神经阻滞的危险，无误入硬膜外间隙或蛛网膜下腔的危险，但局麻药毒性反应发生率较高。

①定位：病人仰卧位，头偏向对侧，患肢外展 90°，屈肘 90°，前臂外旋，手背贴床或将患肢枕于头下。在腋窝顶部摸到腋动脉搏动最高点，其上方即为穿刺点。

②操作方法：皮肤常规消毒，用左手触及腋动脉，右手持 22G 针头，沿腋动脉上方向腋窝方向刺入，穿刺针与动脉呈 20°夹角，缓慢推进，在有穿过鞘膜的落空感或病人出现异感后，右手放开穿刺针，则可见针头固定且随动脉搏动而摆动，表明针头已刺入腋部血管神经鞘，也可借助神经刺激器证实针头确实在血管神经鞘内，但不必强求异感。连接注射器回抽无血后，注入 30～40mL 局麻药。穿刺成功的标志是：注药后局麻药呈梭形扩散，病人自诉上肢发麻，上肢尤其前臂不能抬起，皮肤表面血管扩张。

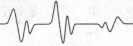

（3）锁骨上阻滞法

①定位：病人平卧，患侧肩垫一薄枕，头转向对侧，患侧上肢紧贴体旁。锁骨中点上方 1 ～ 1.5cm 处为穿刺点。

②操作方法：皮肤常规消毒，用 22G 穿刺针经穿刺点刺入皮肤，针尖向内、向后、向下推进，进针 1 ～ 2cm 后可触及第 1 肋骨表面，在肋骨表面上寻找异感或用神经刺激器方法寻找臂丛神经，当出现异感后固定针头，回抽无血、无气体，一次性注入局麻药 20 ～ 30mL。

（4）锁骨下阻滞法

①定位：体位同肌间沟阻滞法，术者手指沿前中斜角肌肌间沟向下，直至触及锁骨下动脉搏动，紧靠其外侧作一标志。

②操作方法：皮肤常规消毒，左手手指放在锁骨下动脉搏动处，右手持 2 ～ 4cm22G 穿刺针，从锁骨下动脉搏动点外侧朝下肢方向直刺，方向不向内也不向后，沿中斜角肌的内侧缘推进，刺破臂丛鞘时有突破感。通过神经刺激器或异感的方法确定为臂丛神经后，注入局麻药 20 ～ 30mL。

（5）喙突下臂丛阻滞法

①定位：测量喙突至胸外侧最近距离（通常为第 2 肋缘外侧）并作一连线，为喙胸线。喙胸距离（mm）×0.3 ＋ 8 所得数值即为喙突下进针点。

②操作方法：由上述穿刺点刺入，刺破胸大肌、胸小肌可有二次突破感，当针尖刺入胸小肌与肩胛下肌，病人可感觉有异感向肘部传导。小儿则以突破感及针头随动脉搏动为指征。

3. 其他临床常用的神经阻滞方法

（1）上肢神经阻滞　尺神经阻滞、正中神经阻滞、桡神经阻滞、肌皮神经阻滞、指间神经阻滞。

（2）下肢神经阻滞　腰神经丛阻滞、骶神经丛阻滞、坐骨神经阻滞、股神经阻滞、闭孔神经阻滞、隐神经阻滞、踝关节处阻滞、足部趾神经阻滞。

（3）椎旁神经阻滞　胸部椎旁阻滞、腰部椎旁阻滞。

（4）交感神经阻滞　星状神经节阻滞、腰交感神经阻滞、腹腔神经节阻滞。

第二节 椎管内神经阻滞

椎管内神经阻滞是将局麻药注入椎管内的不同腔隙，可逆性地阻断或减弱相应脊神经传导功能的一种麻醉方法。椎管内神经阻滞包括蛛网膜下腔神经阻滞和硬膜外腔神经阻滞两种，后者还包括骶管神经阻滞。局部麻醉药注入蛛网膜下腔，主要作用于脊神经根所引起的阻滞又称脊麻，作用于腰部及其以下部位的蛛网膜下腔又称为腰麻，主要作用于鞍部的蛛网膜下腔神经阻滞称为鞍麻。

一、椎管内神经阻滞的解剖

脊椎由 7 节颈椎、12 节胸椎、5 节腰椎、融合在一起的 5 节骶椎及 3 ~ 4 节尾椎组成。相邻两节椎骨的椎弓及其棘突由三条韧带相互连接，椎管从内向外侧依次为黄韧带、棘间韧带及棘上韧带。脊髓位于椎管内，呈圆柱状，上端起自枕骨大孔，与延髓相连，下端呈圆锥形，至新生儿期终止于第 3 或第 4 腰椎，成人则在第 1、2 腰椎之间，平均长度 42 ~ 45cm。脊髓被脊膜包裹，脊膜从内向外分为三层，即软膜、蛛网膜和硬脊膜。

二、蛛网膜下腔神经阻滞

常简称为脊麻，适用于下腹部手术、肛门及会阴部手术、盆腔手术及下肢手术等。精神病、严重神经官能症及小儿等不能配合的病人，严重低血容量、止血功能异常、穿刺部位有感染、中枢神经系统疾病、脊椎外伤或有严重腰背痛病史，以及不明原因脊神经压迫症状者禁用脊麻，全身感染者慎用。影响蛛网膜下腔神经阻滞平面的因素见表 5-5。

表 5-5 影响蛛网膜下腔神经阻滞平面的因素

病人情况	穿刺技术	脑脊液因素	局麻药因素
年龄	穿刺点	脑脊液组成	局麻药比重
身高	针头方向	循环	局麻药体积

病人情况	穿刺技术	脑脊液因素	局麻药因素
体重	斜面方向	容量	局麻药浓度
性别	注射速度	压力	局麻药注入量
腹内压	抽液加药注射	密度	辅助用的血管收缩药
脊柱的解剖结构			
体位			

1. 穿刺前准备

常用药物有普鲁卡因、丁卡因、布比卡因和罗哌卡因。穿刺前备好急救设备和物品（麻醉机和氧气、气管插管用品等），以及药物（如麻黄碱和阿托品）。为避免损伤脊髓，成人穿刺点应选择不高于 L2 ～ L3，小儿应选择在 L4 ～ L5。穿刺体位一般可选择侧卧位或坐位，以前者最常用。

2. 体位

侧卧位时应注意脊柱的轴线是否水平，取左侧或右侧卧位，两手抱膝，大腿贴近腹壁，头尽量向胸部屈曲，使腰背部向后弓成弧形，以使棘突间隙张开，便于穿刺。背部与床面垂直，平齐手术台边沿，采用重比重液时，手术侧置于下方，采用轻比重液时，手术侧置于上方。坐位时臀部与手术台边沿相齐，两足踏于凳上，两手置膝，头下垂，使腰背部向后弓出，主要用于鞍区麻醉。

3. 穿刺点

取两侧髂嵴最高点作连线，与脊柱相交处，即为第 4 腰椎或 L3 ～ L4 棘突间隙。穿刺前必须严格消毒皮肤，消毒范围应上至肩胛下角，下至尾椎，两侧至腋后线。消毒后穿刺点处需铺孔巾或无菌单。

4. 穿刺方法

穿刺点用 1% ～ 2% 利多卡因作皮内、皮下和棘间韧带逐层浸润。常用的穿刺术有直入法和旁入法两种。

（1）直入法　用左手拇、食两指固定穿刺点皮肤，将穿刺针在棘突间隙中点，与病人背部垂直，针尖稍向头侧作缓慢刺入，并仔细体会针尖处的阻力变化。当针穿过黄韧带时有阻力突然消失的落空感，继续推进常有第二个落空感，提示已穿破硬膜与蛛网膜而进入蛛网膜下腔。如进针稍快，常将黄韧带和硬膜一并刺穿，则往往只有一次落空感。这种落空感在老年病人常不明显。

（2）旁入法　于棘突间隙中点旁开 1.5cm 处作局部浸润。穿刺针与皮肤约呈 75°，对准棘突间孔刺入，经黄韧带及硬脊膜而达蛛网膜下腔。本法可以避开脊上韧带和脊间韧带，特别适合韧带钙化的老年病人，以及脊椎畸形或棘突间隙不清楚的肥胖病人。

三、硬膜外间隙神经阻滞

硬膜外神经阻滞有单次法和连续法两种，连续法可以根据病情、手术范围和时间分次给药，使麻醉时间得以延长，并发症明显减少。根据脊神经阻滞部位的不同，可将硬膜外阻滞分为高位、中位、低位及骶管阻滞。理论上讲，硬膜外神经阻滞可以用于除头部以外的任何手术，但从安全角度考虑，主要还是用于腹部及其以下部位的手术，包括泌尿、妇产及下肢手术。产科镇痛、术后镇痛及一些慢性疼痛的镇痛常用硬膜外阻滞。禁忌证同蛛网膜下腔阻滞。决定硬膜外神经阻滞范围的主要因素是药物的用量，而决定阻滞强度及作用时间的主要因素则是药物的浓度。

1. 穿刺前准备

目前常用的局麻药有利多卡因、丁卡因、布比卡因和罗哌卡因。利多卡因起效时间快，5～10分钟即可发挥作用，常用 1%～2% 浓度，作用时间持续 1.5 小时，成年人一次最大用量为 400mg；丁卡因常用 0.25%～0.33% 浓度，10～15 分钟起效，维持 3～4 小时，一次最大用量 60mg；布比卡因常用浓度 0.5%～0.75%，4～10 分钟起效，维持 4～6 小时，肌肉松弛只有 0.75% 才满意；罗哌卡因 1% 浓度可用 150～200mg，10～20 分钟起效，持续 4～6 小时。硬膜外阻滞的局麻药用量较大，为预防中毒反应，麻醉前可给予巴比妥类或苯二氮卓类药物。对阻滞平面高、范围大或迷走神经兴奋型病人，可以同时加用阿托品。为了预防全脊麻，需备好气管插管设备、给氧设备及其他急救用品。

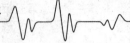

2. 体位

穿刺体位有卧位和坐位两种，临床上主要采取侧卧位，具体要求和蛛网膜阻滞法相同。

3. 穿刺点

根据手术部位选定，一般取支配手术范围中央的相应棘突间隙。上肢手术在T3 ～ T4 棘突间隙，上腹部手术在 T8 ～ T10，中腹部手术在 T9 ～ T11，下腹部手术在 T12 ～ L2，下肢手术在 L3 ～ L4，会阴手术在 L4 ～ L5 间隙，也可用骶管麻醉。确定棘突间隙一般参考体表解剖标志，颈部明显突出的棘突为 C7，两侧肩胛岗连线交于 T3，两侧肩胛下角连线为 T7，两侧髂嵴最高点连线交于 L4棘突或 L3 ～ L4 棘突间隙。

4. 穿刺方法

穿刺方法有直入法和旁入法，穿刺手法同蛛网膜下腔神经阻滞。颈椎、胸椎上段及腰椎的棘突相互平行，多主张用直入法，胸椎中下段棘突呈叠瓦状，间隙狭窄，穿刺困难时可用旁入法。老年人棘上韧带钙化、脊柱弯曲受限者，一般宜用旁入法。骶管神经阻滞是经骶裂孔穿刺，注局麻药于骶管腔以阻滞骶脊神经。

穿刺针穿透黄韧带后，根据阻力的突然消失、推注无菌注射用水或盐水无阻力、负压的出现及无脑脊液流出等现象，即可判断穿刺针已进入硬膜外间隙。针尖进入硬膜外后，即可经针蒂插入硬膜外导管，导管进入硬膜外腔 4 ～ 6cm，然后边拔针边固定导管，直至将针退出皮肤，在拔针过程中不要随意改变针尖的斜口方向，并切忌后退导管以防斜口切断导管。针拔出后，调整导管在硬膜外的长度，一般在 2 ～ 3cm，如需术后镇痛时可留置 4 ～ 6cm。然后在导管尾端接上注射器，注入少量生理盐水，如无阻力，并回吸无血或脑脊液，即可固定导管。

四、腰硬联合神经阻滞（CSEA）

腰硬联合既有脊麻起效快、效果确切、局麻药用量小的优点，又有硬膜外腔可连续性、便于控制平面和可用作术后镇痛的优点。主要用于下腹部及下肢手术的麻醉与镇痛，尤其是产科麻醉与镇痛。穿刺间隙可为 L2～L3 或 L3～L4。

CSEA 技术主要有两种，即两点穿刺法和单点穿刺法。两点穿刺法是在不同间隙分别实施硬膜外置管和蛛网膜下腔阻滞。单点穿刺法使硬膜外针刺入硬膜外腔，然后从穿刺针内腔插入细的腰麻针（一般为 25～26G，以尖端为笔尖式为宜），穿破硬膜时多有轻微的突破感，此时拔出针芯后有脑脊液缓慢流出。注入局麻药后，拔出腰麻针，然后经硬膜外穿刺针置入硬膜外导管，留置 3～4cm，退出硬膜外针，妥善固定导管。

五、椎管内神经阻滞相关并发症

包括椎管内神经阻滞操作相关并发症、药物毒性相关并发症和穿刺与置管相关并发症三类。

1.椎管内神经阻滞并发症包括低血压和心动过缓、严重呼吸抑制或呼吸停止（极为罕见）、全脊麻、异常广泛的阻滞脊神经、恶心呕吐、尿潴留等。

2.药物毒性相关并发症包括局麻药的全身毒性反应、马尾综合征、短暂神经症和肾上腺素的不良反应。

3.穿刺与置管相关并发症包括椎管内血肿、出血、感染、硬脊膜穿破后头痛、神经机械性损伤、脊髓缺血性损伤和脊髓前动脉综合征，导管折断或打结。

第三节　全身麻醉

一、气道管理技术

气道管理是临床麻醉医师在实施麻醉和急救过程中的首要任务。临床上将口、鼻、咽、喉部称为"上呼吸道"，将气管、支气管及其肺内分支支气管称为"下呼吸道"。自上门齿至隆突的距离，中等体型成年男性为 26～28cm，女性为 24～26cm，婴儿约为 10cm。

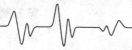

1. 气道通畅的维持

基本方法是头后仰、抬颏和（或）托下颌，其中托下颌技术尤为重要。对于无面罩通气困难的病人，单手扣面罩，即单手将面罩紧贴在病人面部，简单抬颏，头后仰，不需要托下颌，同时另一手挤压呼吸囊即可获得良好通气。通气不良的病人双手托下颌更为有效，病人仰卧位，头后仰伸展，操作者在病人头部，双手紧握下颌的上升支，着力点刚好在耳垂下方，用力向上向前推起，下门齿移至上门齿的前方，同时双手扣面罩，助手挤压呼吸囊。

困难气道（DA）是指具有 5 年以上临床经验的麻醉医师在面罩通气时或气管内插管时遇到困难的一种临床情况。根据有无面罩通气困难将困难气道又分为非紧急气道和紧急气道，根据麻醉前的气道评估情况分为已预料的困难气道和未预料的困难气道。

面罩通气困难（DMV）是指有经验的麻醉医师在无他人帮助的情况下，经过多次或超过一分钟的努力，仍不能获得合适的面罩通气。DMV 的相关危险因素有男性、体重指数较高、打鼾或睡眠呼吸暂停病史、络腮胡、无牙、年龄大于等于 55 岁、Mallampati 分级Ⅲ或Ⅳ级（见表 5-6）、下颌前伸能力受限和气道肿块或肿瘤等。

表 5-6　改良的 Mallampati 分级

分级	观察到的结构
Ⅰ级	可见软腭、咽腭弓、腭垂
Ⅱ级	可见软腭、咽腭弓、部分腭垂
Ⅲ级	可见软腭、腭垂基底部
Ⅳ级	看不见软腭

2. 气管内插管方法

插管前准备：男性成人一般需内径 7.5 ～ 8.0mm 的导管，女性成人需内径 7.0 ～ 8.0mm 的导管，儿童导管内径根据年龄大小和发育状况来选择，也可用公式作初步估计，选择内径（mm）=4.0+（年龄 /4）的气管导管（适合 1 ～ 12 岁），另外需常规备上下各一号的导管。如果选择加强型气管导管，由于其外径粗于标准的气管导管，所以宜选择内径小约 0.5mm 的导管。插管深度成人女性为 20 ～ 22cm，男性为 22 ～ 24cm，成人一般在气管导管套囊过声门 2 ～ 3cm 即可。1 ～ 12 岁儿童深度（cm）=12+（年龄 /2），并根据儿童发育情况适当调整。

操作方法：

（1）预充氧　在给予麻醉药物之前，可紧闭面罩下以 6L/min 以上氧气流量给病人平静呼吸 3 分钟或连续做 4 次以上深呼吸，即达到预充氧的目的。

（2）全麻诱导　可选择常规静脉注射插管剂量药物，同时在纯氧辅助 / 控制呼吸后，应用喉镜明视声门下施行气管插管，也可以在清醒表麻下实施。

（3）气管插管头位　插管前调整手术台的高度，使病人颜面和麻醉者胸骨剑突平齐。病人平卧，利用软枕使病人头部垫高约 10cm，头部置于"嗅物位"，肩部贴于手术台面，麻醉者用右手推开病人前额，使寰枕关节部处于后伸位，以使上呼吸道口、咽、喉三轴线重叠成近似一条轴线，同时张口稍许，以利于喉镜置入。如未张口，可用右手推下颌并用拇指拨开下唇，防止喉镜置入时下唇卷入损伤。

（4）喉镜显露声门　左手持喉镜置入口腔前，用右手拇指将病人下唇推开，喉镜沿口角右侧置入口腔面，将舌体稍推向左侧，喉镜片移至正中位，顺着舌背的弧度置入。首先暴露腭垂，继续深入可见会厌的边缘，镜片深至舌根与会厌的交界处后，上提喉镜，即可看到声门裂。直型喉镜片的着力点与弯型喉镜不同，在看到会厌边缘后应继续推进喉镜越过会厌的喉侧面，然后上提喉镜，以直接抬起会厌的方式显露声门。

（5）插入气管导管　右手以执笔式持气管导管，将导管前端对准声门后，轻柔地采用旋转推进的方法插入气管内，避免暴力。如病人存在自主呼吸，则在吸气末声门外展最大时顺势将气管导管插过声门，一旦进入声门，立即拔去管芯，推入导管进声门。导管插入气管后，置入牙垫并小心退出喉镜，套囊充气。连接呼吸回路，进行试通气。确认导管位置后，妥善固定导管。

（6）确诊气管导管在气管内方法　直视下看到导管在声带之间置入和纤维支

气管镜检查看见气管环和隆突是判断在气管内的可靠指标。在呼吸末二氧化碳监测仪上可见连续 4 个以上不衰减的正常波形是判断在气管内的最可靠指标。下列指征也可作为辅助判断，但有时并不可靠：人工通气见双侧胸廓起伏，听诊双肺可听见清晰呼吸音并且双侧一致，按压胸部时导管有气流，吸气时管壁清亮、呼气时可见明显雾气，如有自主呼吸可见呼吸囊随呼吸而胀缩。

（7）并发症　因喉镜和插管操作可直接引起的并发症有插管后呛咳、组织损伤、心血管系统交感反应、脊髓和脊柱损伤、气管导管误入食管、胃内容物误吸、喉痉挛及支气管痉挛；导管留存期间可引起的并发症有气管导管固定不牢、导管误插过深及气管导管受压或折弯；拔管后即刻或延迟出现的并发症有咽喉痛、声带麻痹、喉水肿、声门下水肿及杓状软骨脱位。

3. 喉罩置入技术

选择合适的类型和型号，将罩囊放空，或使其部分充气，润滑喉罩背面，麻醉诱导前充分预充氧。普通喉罩型号设置与选择标准及建议最大充气量见表5-7。

表 5-7　普通喉罩型号设置与选择标准

喉罩型号	病人体重（kg）	建议最大充气量（mL）
1	新生儿（<5）	4
1.5	婴儿（5～10）	7
2	儿童（10～20）	10
2.5	儿童（20～30）	14
3	成人（30～50）	20
4	成人（50～70）	30
5	成人（70～100）	40
6	成人（>100）	50

喉罩置入过程的四个阶段：调整头部和颈部位置；调整口腔内喉罩的位置；推进喉罩至口咽入口处；继续推进喉罩至下咽部。

二、吸入全身麻醉

吸入麻醉是将挥发性麻醉药物或麻醉气体以蒸气或气体的形式通过一定的装置，如挥发罐将其吸入肺内，经肺泡进入血液循环，到达中枢神经系统从而产生全身麻醉作用的方法。一旦停止吸入后，大部分吸入麻醉药会经肺泡以原形排出体外。影响吸入麻醉药摄取转运的因素有血气分配系数、血流灌注、通气量、浓度梯度、心排血量及肺泡跨膜速率。并发症主要有术后躁动、恶心呕吐、恶性高热。

三、静脉全身麻醉

根据药代动力学的原理，持续给药一般经过 4～5 个该药的半衰期后可以达到一个稳态血药浓度。问题是如何达到和控制血药浓度在一个满意的麻醉水平。通常麻醉医师参照教科书上的给药剂量和给药速率，通过认真观察病人对手术刺激的临床反应，调整催眠药和镇痛药的剂量和速率，达到迅速、安全、满意的麻醉诱导和苏醒，血流动力学控制平稳和无术中知晓的临床目标。静脉麻醉的给药方式包括单次给药、间断给药和连续给药，后者又包括人工设置和计算机设置给药速度。理想的静脉麻醉应该是起效快、维持平稳、恢复迅速和舒适。

静脉全麻的局限性：

（1）无任何一种单一静脉麻醉药能满足手术麻醉的需要。

（2）可控性不如吸入麻醉。

（3）药物代谢受肝肾功能影响。

（4）依体重计算用药不科学。

（5）个体差异较大。

（6）无法连续监测血药浓度变化。

吸入全麻和静脉全麻的比较见表 5-8。

表 5-8　吸入全麻和静脉全麻的比较

吸入全麻		静脉全麻	
优点	缺点	优点	缺点
1. 可以采用吸入诱导，起效快 2. 通过调节浓度和新鲜气流量可以快速达到需要的麻醉深度，平稳迅速 3. 麻醉深度易于调控 4. 通过增大新鲜气流量可将药物迅速排出，苏醒迅速平稳，苏醒时间可预测 5. 麻醉药作用全面，对循环和呼吸影响小，尤其最新的吸入麻醉药如异氟烷、七氟烷、地氟烷，麻醉作用强，恢复迅速，无明显呼吸循环抑制 6. 副作用少，尤其新药对肝肾功能没有明显影响 7. 适合无法静脉给药的病人	1. 污染工作环境，医务人员长期吸入可能会导致不孕、流产、畸胎风险 2. 必须要有蒸发器和麻醉呼吸机，投资大 3. 患有肺部疾病的病人慎用 4. 术后躁动和谵妄发生率偏高	1. 是最常见的诱导方式 2. 麻醉深度易于调控 3. 苏醒迅速平稳，苏醒时间可预测，苏醒期很少恶心呕吐 4. 无环境污染	1. 全凭静脉麻醉或靶控输注的药物价格昂贵，特别是长时间手术的麻醉 2. 诱导期血压易波动，对呼吸抑制作用强 3. 给药后麻醉药必须在体内经过完整的药物代谢过程，药物代谢模型有待完善 4. 目前静脉靶控输注技术有待进一步普及

第六章 普外科基本技术

第一节 外科换药及拆线技术

一、外科换药技术

（一）适应证

1.手术后无菌的伤口，如无特殊反应，3～5天后第一次换药。

2.感染伤口，分泌物较多，应每天换药1次。

3.新鲜肉芽创面，隔1～2天换药1次。

4.严重感染或置引流的伤口及粪瘘等，应根据其引流量的多少，决定换药的次数。

5.烟卷引流伤口，每日换药1～2次。

6.橡皮管引流伤口，术后2～3天换药，引流3～7天更换或拔除。

（二）换药前准备

1.病人准备

（1）告知病人换药的目的及换药过程中可能出现的情况。

（2）根据具体情况选择在病房或换药室进行操作。

（3）病人应采取最舒服且伤口暴露最好的体位，注意保护病人隐私。

（4）注意保暖，避免着凉，

（5）如伤口较复杂或疼痛较重，可适当给予镇痛或镇静药物以解除病人的恐惧及不安。

2.物品准备

（1）换药包 内有治疗碗（盘）2个，有齿镊、无齿镊各1把，或止血钳2

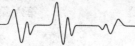

把，手术剪1把。应检查有效期、化学指示带／指示卡等。

（2）75%酒精或0.5%碘伏，生理盐水，棉球若干，引流物，根据伤口所选择的药物、敷料。

（3）无菌手套、胶布、注射器（5mL或20mL）、剪刀、汽油或松节油、棉签。根据伤口需要酌情备用胸腹带或绷带。

（三）操作步骤

操作前穿工作服，戴帽子和口罩，修剪指甲，以七步洗手法清洁双手并准备好物品。

1. 一般伤口换药

（1）先用手取下外层敷料，内层敷料用无菌镊取下，内层敷料揭起时应沿伤口长轴方向进行。若内层敷料与创面干结成痂，则可用双氧水或生理盐水浸湿，待敷料与创面分离后再轻轻地顺创口长轴揭去，以免损伤肉芽组织和新生上皮。敷料揭下后内面向上置于弯盘内，便于观察敷料的吸附物。

（2）观察伤口的愈合情况，伤口有无红肿、渗血和分泌物。

（3）双手执镊，一只镊子直接用于接触伤口，另一镊子专用于夹取和传递换药碗中物品，不得跨越无菌区。75%酒精棉球由内向外消毒伤口周围皮肤，然后生理盐水棉球轻拭去伤口内脓液或分泌物，拭净后根据不同伤口适当安放引流物。

（4）用无菌敷料覆盖伤口，粘贴胶布方向应与肢体或躯干长轴垂直。头部和关节等不易粘贴胶布的部位可使用绷带和网套等固定。

2. 缝合伤口换药

一般在缝合后第3日检查有无创面感染现象。如无感染，切口及周围皮肤消毒后用无菌纱布盖好。对有缝线脓液或缝线周围红肿者，应挑破脓头或拆除缝线，按感染伤口处理，定时换药。若仅有针眼发红，可用75%酒精湿敷。

若伤口存在引流，外层纱布被伤口渗液、渗血浸透时，应及时更换无菌敷料。引流物一般在手术后24～48小时取出，局部用75%酒精消毒后，更换无菌敷料。

3. 其他伤口换药

（1）浅、平、洁净伤口　用无菌盐水棉球拭去伤口渗液后，盖以凡士林纱布。

（2）肉芽过度生长伤口　正常的肉芽色鲜红、致密、洁净、表面平坦。如发现肉芽色泽淡红或灰暗，表面呈粗大颗粒状，水肿发亮高于创缘，可将其剪除，再用盐水棉球拭干，压迫止血。也可用 10% ～ 20% 硝酸银液烧灼，再用等渗盐水擦拭，若肉芽轻度水肿，可用 3% ～ 5% 高渗盐水湿敷。

（3）脓液或分泌物较多的伤口　此类创面宜用消毒溶液湿敷，以减少脓液或分泌物。湿敷药物视创面情况而定，可用 1：5000 呋喃西林或漂白粉硼酸溶液等，每天换药 2 ～ 4 次。对于有较深脓腔或窦道的伤口，可用生理盐水或各种有杀菌去腐作用的溶液进行冲洗，伤口内适当放引流物。

（4）慢性顽固性溃疡　此类创面由于局部循环不良，营养障碍，或切面早期处理不当，或由于特异性感染等原因，使创面长期溃烂，久不愈合。处理此类创面时，首先找出原因，改善全身状况，局部用理疗和生肌散等，促进肉芽生长。

（四）引流物的应用

1. 常用引流物

（1）烟卷引流　适用于脓腔较大、较深，引流液较多者。

（2）硅胶管　适用于部位深、引流液多，估计放置时间长者。

（3）橡皮片　适用于位置浅表、引流液较少，主要为积液或积血者。

（4）纱布引流条　在临床上使用最为广泛，适用于部位不是很深，脓液不太多，应每日更换，当感染基本控制后可隔日或隔两日更换。

2. 引流物的放置

排尽伤口渗液、脓液和分泌物后，探查伤口深度、方向、大小，用镊子或血管钳将引流物一端放置底部后，稍稍向外拔出少许，另一端置于伤口表面。纱布引流条在放置前，应去除其周围的碎边。

3. 引流物的拔除

进行消毒后，若引流物有固定缝线，先去除固定缝线。拔除引流物时先松动、旋转，使其与周围组织分离后拔除。拔除引流物后应再次进行消毒。

（五）注意事项

1. 操作过程中严格执行无菌原则。换药结束后，将各类物品分类处理，不得随意放置。

2. 多个伤口换药时，按照无菌伤口、感染伤口、特异性感染伤口的顺序进行换药。特异性感染伤口换药后的物品需专门处理。

二、拆线

（一）适应证

1. 正常手术切口，局部及全身无异常表现，已到拆线时间，切口愈合良好者。常规的拆线周期为：面颈部 4～5 日；下腹部、会阴部 6～7 日；胸部、上腹部、背部、臀部 7～9 日；四肢 10～12 日，近关节处可延长一些；减张缝线 14 日方可拆线。

2. 伤口术后有化脓性感染者，皮下血肿时拆除缝线，以利于引流和坏死、异物的去除。

（二）拆线前准备

1. 物品准备

（1）拆线包　内含治疗碗（盘）2 个，有齿镊、无齿镊各 1 把或血管钳 2 把，拆线剪刀 1 把。应检查有效期、化学指示带 / 指示卡等。

（2）75% 酒精或 0.5% 碘伏，生理盐水，棉球若干，根据伤口所选择的敷料，胶布、无菌手套。

2. 病人准备同换药。

（三）操作步骤

操作前穿工作服，戴帽子和口罩，修剪指甲，以七步洗手法清洁双手并准备好物品。

1. 去除切口上的敷料，用酒精或碘伏由内至外消毒缝合口及周围皮肤 5～6cm。

2. 用镊子夹起线头轻轻向上提起，把埋在皮内的线段拉出皮肤之外

1～2mm，将剪尖插进线结下空隙，紧贴皮肤，剪断拉出皮肤的线段。

3.将提起的线头向缝线剪断侧拉出。切勿向对侧牵拉，以避免切口被拉开和疼痛。（如图6-1所示）

4.再次用酒精或碘伏消毒切口后，覆盖敷料，用胶布固定。

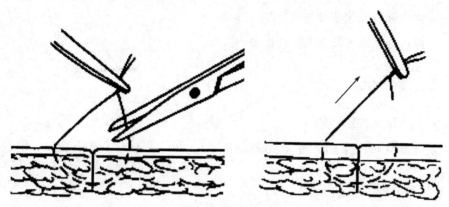

图6-1　拆线示意图

（四）注意事项

1.拆线后如发现愈合不良、裂开，可用蝶形胶布将两侧拉合固定、包扎。

2.当病人出现局部张力高、病人营养情况较差及有其他导致伤口愈合不良的因素时，应延迟拆线。如：严重贫血、消瘦、恶病质者；伴有呼吸道感染，咳嗽没有控制的胸、腹部切口；有糖尿病史者；服用糖皮质激素者；腹内压增高，大量腹水者等。

3.对于切口长、局部张力高、病人营养情况较差及有其他不利于伤口愈合因素的病人，在到了常规拆线时间时，可每隔一针间断拆去部分缝线，余下的在1～2天后拆除，避免切口裂开。

4.拆线后24小时内伤口避免沾湿。

5.短期（6～8周）内避免剧烈活动；老年、体弱和服用糖皮质激素者的活动更为延后。

第二节　脓肿切开引流术

一、适应证

1.体表软组织化脓性感染伴脓肿形成。

2.进行细菌培养及细菌药敏试验。

二、禁忌证

1.全身出血性疾病病人。

2.化脓性炎症早期，尚未形成脓肿，以及抗生素治疗炎症有吸收、消散趋势时。

三、操作前准备

1.病人准备

（1）评估病人的生命体征。

（2）向病人解释操作的目的、操作过程、可能的风险。

（3）签署知情同意书。

（4）术前清洗患处，剔除毛发。

2.材料准备

（1）手术包　含治疗盘、治疗碗、弯血管钳1把、直血管钳1把、镊子1把、尖刀片和刀柄1套、剪刀1把、无菌杯1个、纱布若干、治疗巾和孔巾等。应检查有效期、化学指示带/指示卡等。

（2）0.5%碘伏、2%利多卡因、注射器（2mL或5mL的2个，10mL的1个）、棉签、胶布、凡士林纱布条、引流物、无菌手套和无菌培养瓶。

四、操作步骤

操作者和助手操作前穿洁净工作服，戴帽子和口罩，修剪指甲，以七步洗手法清洁双手并准备好物品。

1.消毒铺巾

打开手术包，操作者戴好无菌手套，在无菌小杯内放入数个棉球，助手倒入少量 0.5% 碘伏浸透棉球。用碘伏棉球由内向外消毒手术区域 2 遍（切开周围半径 15cm 区域）后铺无菌孔巾。

2.麻醉

采用 2% 利多卡因局部浸润麻醉，注射时避免针头刺入感染区域。

3.切开引流

（1）用尖刀适当地刺入脓肿中央部位，刀刃向上反挑一切口，脓液排出后，用注射器抽取适量脓液装入无菌培养瓶。（如图 6-2 所示）

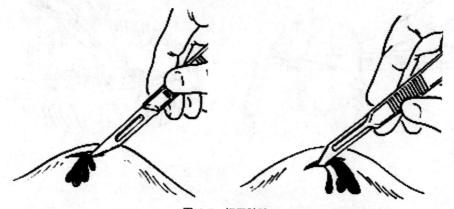

图 6-2　切开脓腔

（2）用手指或止血钳伸入脓腔，探查脓腔大小，并用手指钝性分离脓腔纤维隔膜。根据脓肿大小、位置及形状，在止血钳引导下，向两端延长切口，达到脓腔边缘，把脓肿完全切开。（如图 6-3 所示）

（3）用止血钳将凡士林纱布的一端送到脓腔底部，另一端留置于脓腔外。引流条外端应使切口两边缘完全隔开，以免切口两端过早愈合，使引流口缩小，影响引流。局部解剖关系切口不能扩大或脓腔过大，不宜作大切口者，可以作对口引流和冲洗。（如图 6-4 所示）

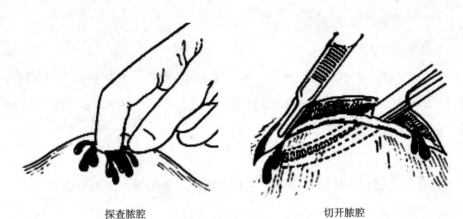

探查脓腔　　　　　　　　　　　　切开脓腔

图 6-3　探查脓腔、切开脓腔

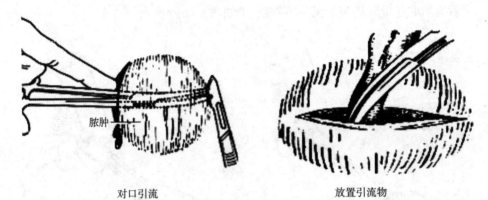

脓肿

对口引流　　　　　　　　　　　　放置引流物

图 6-4　脓肿引流

（4）外部覆盖无菌敷料并固定。

4. 记录和送检

记录脓肿部位、大小、脓液的量和性质。脓液送细菌培养及药敏试验。

五、并发症及处理

1. 出血

无活动性出血时，用凡士林纱布条填塞压迫以达止血目的。

2. 感染扩散

调整引流，根据药敏结果全身使用抗生素。

六、注意事项

1. 切口应在脓肿波动最明显或脓腔的最低位，长度足够，以利于引流。

2. 切口方向选择与大血管、神经干、皮纹平行，避免跨越关节，以免瘢痕挛缩，影响关节功能。

3. 切口不要穿过深侧脓腔壁，以免感染扩散。

4. 术中切忌动作粗暴而损伤血管导致大出血；不要挤压脓肿，造成感染扩散。

5. 术后第二天更换敷料及凡士林纱布，以后可根据引流液量及脓腔愈合情况，更换为盐水纱条引流，并最终拔除。

6. 若脓肿切开引流后切口经久不愈，可能为脓腔引流不畅、异物存留或冷脓肿。

第三节　体表肿物切除术

一、适应证

全身各部位的体表肿物如皮脂腺囊肿、表皮样囊肿、皮样囊肿、腱鞘囊肿，以及一些体表的良性肿瘤，如纤维瘤、脂肪瘤、血管瘤等。

二、禁忌证

1. 全身出血性疾病病人。

2. 肿物合并周围皮肤感染的病人。

三、操作前准备

1. 材料准备

（1）切开缝合包　包括治疗盘、治疗碗、洞巾、无菌巾、布巾钳、刀片、刀

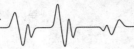

柄、小血管钳、组织钳、有齿镊、组织剪、1号线、4号线、圆针、三角针、持针器、胶布、纱布、弯盘。应检查有效期、化学指示带/指示卡等。

（2）0.5%碘伏、2%利多卡因、一次性注射器、棉签、胶布卷、凡士林纱布条、引流物、无菌手套和无菌标本瓶、标本固定液（90%乙醇或5%甲醛溶液）。

2. 病人准备

同脓肿切开引流术。

四、操作步骤

操作者和助手操作前穿洁净工作服，戴帽子和口罩，修剪指甲，以七步洗手法清洁双手并准备好物品。

1. 消毒铺巾

打开切开缝合包，操作者戴好无菌手套，在无菌小杯内放入数个棉球，助手倒入少量0.5%碘伏浸透棉球。用碘伏棉球由内向外消毒手术区域3遍（切开周围半径15cm区域）后铺无菌孔巾。

2. 麻醉

采用2%利多卡因沿肿物周围行局部浸润麻醉，注射时避免针头刺入肿物。（如图6-5所示）

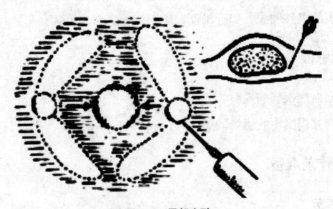

图6-5 局部麻醉

3. 切除肿物

（1）根据肿物大小不同，沿平行皮纹方向而采用梭形或纵行切口（避开关节和血管）。（如图 6-6 所示）

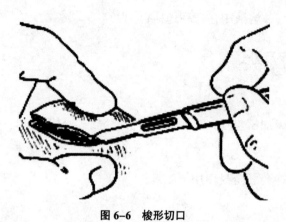

图 6-6　梭形切口

（2）切开皮肤后，用组织钳将一侧皮缘提起，用剪刀沿肿瘤或囊肿包膜外做钝性或锐性分离。（如图 6-7 所示）

（3）依同法分离肿瘤或囊肿的另一侧及基部，直到肿瘤或囊肿完全摘除。若分离时不慎剥破囊肿，应先用纱布擦去其内容物，然后继续将囊肿完全摘除。如果是腱鞘囊肿，需将囊肿连同其茎部的病变组织及周围部分正常的腱鞘彻底切除，以减少复发机会。（如图 6-8 所示）

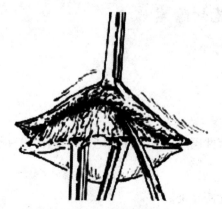

图 6-7　分离肿物

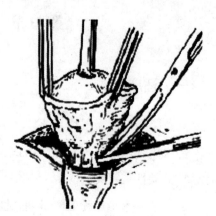

图 6-8　切除肿物

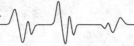

（4）酒精消毒皮肤后，用 1 号丝线间断缝合切口。

4. 记录和送检

记录肿物位置、外形、大小、硬度、性质及与周围组织粘连情况、关系等，将标本置于福尔马林溶液中，送病理检查。

五、并发症及处理

1. 出血

出血少，可以加压包扎；出血多，需拆除缝线，打开止血。

2. 感染

按感染伤口换药和全身使用抗生素。

3. 复发

了解病变性质后，再次手术治疗。

六、注意事项

1. 若切除的肿物病检为恶性，需再次手术扩大切除范围，或行相关后期治疗。

2. 操作过程中应尽量避免囊肿破裂，尽可能完整切除肿物。

第四节 阑尾切除术

一、适应证

1. 各类型急性阑尾炎

急性单纯性阑尾炎、急性化脓性或坏疽性阑尾炎、急性阑尾炎伴穿孔合并局限性或弥漫性腹膜炎。

2. 经非手术治疗无效的早期急性单纯性阑尾炎。

3. 小儿、老人及妊娠期急性阑尾炎，一旦确诊应及早手术。

4. 阑尾周围脓肿切开引流或经非手术治疗 3 个月以上者。

5. 反复发作的慢性阑尾炎或慢性阑尾炎急性发作。

6. 阑尾类癌等其他阑尾疾病，以及受腹腔内其他脏器疾病累及发生的阑尾病变。

二、禁忌证

1. 严重的心、肺等重要器官功能不全。

2. 全身出血性疾病。

三、术前准备

1. 材料准备

剖腹包、阑尾包、手术衣、无菌手套、电刀、缝线、缝针、吸引器、碘伏、酒精和生理盐水等。

2. 病人准备

（1）测量生命体征，术前常规实验室检查，评估心肺等重要脏器功能。

（2）术前禁食 8 小时，禁水 4 ～ 6 小时，必要时给予胃肠减压，适当补液及抗生素治疗。

（3）手术区域备皮。

（4）禁用吗啡，禁服泻药，禁止灌肠。

（5）向病人解释操作的目的、操作过程、可能的风险。

（6）签署知情同意书。

四、操作步骤

操作者和助手术前戴帽子和口罩，外科洗手，穿手术衣和戴无菌手套。

（一）麻醉方式

常用持续硬膜外麻醉。

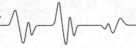

（二）手术体位

采用仰卧位，术中可根据需要适当调整体位。

（三）手术步骤

1. 手术区域消毒、铺巾。

2. 切口选择

右下腹麦氏点斜切口（麦氏切口）。在右髂前上棘与脐连线的中、外 1/3 交界点上，作与连线垂直 4～5cm 长的切口。可根据压痛最明显的部位，适当地调整切口位置。当阑尾显露困难时可延长切口。当急性阑尾炎诊断不明确又必须手术时，可选择剖腹探查切口（经右侧腹直肌的右下旁正中切口）。

3. 开腹

切开皮肤和皮下组织，顺腹外斜肌腱膜纤维方向切一小口，再剪开腹外斜肌腱膜（如图 6-9 所示），弯止血钳钝性扩张分离腹内斜肌、腹横肌，甲状腺拉钩沿切口两侧牵开肌层，显露腹膜（如图 6-10 所示）。

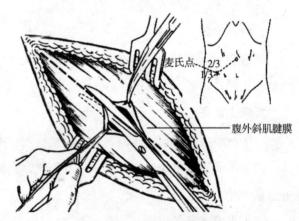

图 6-9　剪开腹外斜肌腱膜

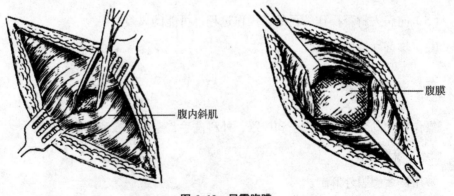

图 6-10　显露腹膜

　　两把弯止血钳两次交替左右提起腹膜，避免夹住腹腔内脏器，在中间切一小口，止血钳夹住切开的腹膜边缘，吸引器吸净腹腔内渗出液或脓液，沿皮肤切口方向剪开腹膜，用多把组织钳将腹膜提起外翻固定于展开的盐水纱布上，勿钳夹皮肤，拉钩向两侧牵开腹壁，充分显露手术野。（如图 6-11 所示）

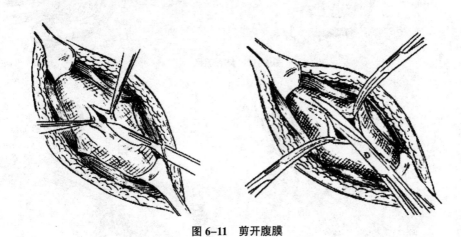

图 6-11　剪开腹膜

4. 寻找阑尾

　　进入腹腔后，用湿纱布垫将小肠向内侧推开，使用长平镊或无齿卵圆钳顺结肠带向下至回盲部，三条结肠带汇合处即为阑尾根部。找到阑尾后，尽量将阑尾置于切口中部或轻轻提出切口外。

5. 切除阑尾

　　（1）轻轻提起阑尾，用弯止血钳在系膜根部无血管处穿一孔，用两把弯血管钳夹住阑尾系膜，在两把血管钳之间剪断系膜并结扎。当阑尾系膜较厚时，可从系膜远端开始，分段钳夹系膜，然后剪断并结扎，直至根部。（如图 6-12 所示）

　　（2）直止血钳轻夹阑尾根部后松开，用 4 号丝线结扎该处，用小直钳在靠近线结处夹住，贴钳剪去线头，在距阑尾根部 0.5～1.0cm 的盲肠壁上，用 1 号丝线围绕阑尾根部做一浆肌层荷包缝合，暂不打结。（如图 6-13 所示）

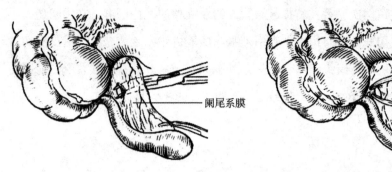

阑尾系膜

图 6-12　结扎系膜

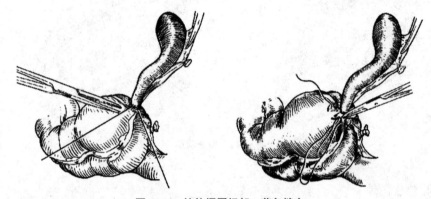

图 6-13　结扎阑尾根部，荷包缝合

（3）为避免切除阑尾时污染周围组织，在阑尾根部周围用湿纱布保护。在距阑尾根部 0.5cm 处，用止血钳钳夹阑尾，并用手术刀在钳下切断阑尾。用碘伏或碘酒、酒精和生理盐水消毒阑尾残端，去除保护用湿纱布。（如图 6-14 所示）

（4）轻提荷包缝线，助手用钳夹线结的小直钳缓慢地将阑尾残端塞入盲肠内，收紧荷包缝线，使阑尾残端完全包埋，缝线收紧打结，用长平镊将阑尾系膜残端或邻近脂肪结缔组织覆盖在荷包口，荷包缝线再次打结加固。（如图 6-15 所示）

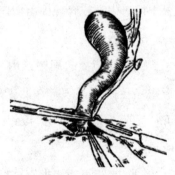

图 6-14　切除阑尾

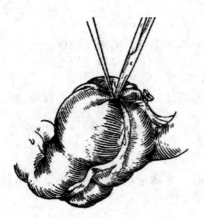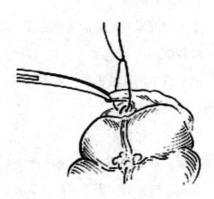

图 6–15　包埋阑尾残端

（5）用无齿卵圆钳夹取清洁湿纱布拭尽周围的脓性渗液。仔细检查阑尾系膜、盲肠周围有无出血、渗液，髂窝有无积液，取出用于推开小肠的湿纱布。

6. 关闭腹腔

清点手术器械后，用 4 号丝线缝合腹膜，然后用少量生理盐水冲洗切口，更换未污染的器械及纱布。4 号丝线分别间断缝合腹横肌、腹内斜肌、腹外斜肌腱膜。1 号丝线分别间断缝合皮下组织。酒精消毒后，用 1 号丝线间断缝合皮肤。覆盖无菌敷料并固定。

五、并发症及处理

1. 切口感染

为最常见的术后并发症，重点是术中保护切口。发生切口感染时，按感染切口换药，若出现脓肿时，需拆除皮肤缝线，充分引流。

2. 出血

系膜结扎处线结松脱，引起系膜血管出血，需再次开腹手术止血。

3. 腹腔、盆腔脓肿

见于急性阑尾炎穿孔并弥漫性腹膜炎。可在 B 超引导下穿刺抽吸或引流，当效果不佳时，需再次手术处理。

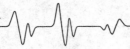

4. 阑尾残株炎

手术时阑尾残端保留过长所致，需再次手术切除过长的阑尾残株。

5. 粪瘘

阑尾残端结扎线松脱，术中肠壁损伤等原因所致。粪瘘局限者，保持通畅的引流，多数能痊愈。

6. 粘连性肠梗阻

阑尾局部炎症重、手术损伤和异物等引起。术后应早期下床活动，预防其发生。当症状较重时，需手术处理。

六、注意事项

1. 注意保护切口，减少术后切口感染的机会。

2. 寻找阑尾时，先找到盲肠，然后沿结肠带寻找阑尾。

3. 牵拉阑尾时动作轻柔，避免阑尾被挤破而导致炎症扩散。

4. 阑尾系膜结扎时，不要结扎太多组织，避免结扎线滑脱继发出血。

5. 急性阑尾炎未导致弥漫性腹膜炎时，尽量不要冲洗腹腔，避免炎症扩散。

第五节　疝修补术

腹股沟疝是最常见的腹外疝。腹股沟疝的治疗主要采用疝修补术，手术方式包括传统疝修补术、无张力疝修补术和腹腔镜疝修补术三种方式。本节以传统疝修补术中的 Bassini 法为例，介绍疝修补术。

一、适应证

成人斜疝和直疝。

二、禁忌证

1. 严重的心、肺等重要器官功能不全。

2. 全身出血性疾病者。

3. 婴幼儿腹股沟疝。

4. 腹股沟疝发生绞窄者。

5. 手术部位有皮肤病或感染者。

三、术前准备

1. 材料准备

剖腹包、疝手术包、手术衣、无菌手套、电刀、缝线、缝针、碘伏、酒精和生理盐水等。

2. 病人准备

（1）测量生命体征，术前常规实验室检查，评估心肺等重要脏器功能。

（2）术前禁食 8 小时，禁水 4～6 小时，排空膀胱。

（3）手术区域备皮。

（4）向病人解释操作的目的、操作过程、可能的风险。

（5）签署知情同意书。

（6）有上呼吸道感染、慢性咳嗽、慢性便秘，或存在其他使腹内压增高的情况时，应控制后再手术。

四、操作步骤

操作者和助手术前戴帽子和口罩，外科洗手，穿手术衣，戴无菌手套。

（一）麻醉方式

常用持续硬膜外麻醉和蛛网膜下腔麻醉。

（二）手术体位

采用仰卧位，术中可根据需要适当调整体位。

（三）手术步骤

1. 手术区域消毒、铺巾。

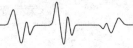

2. 切口选择

在患侧腹股沟韧带中点上的 2cm 处，向下与腹股沟韧带平行至耻骨上方 1cm 作斜行切口，切口长 5 ～ 7cm。

3. 显露腹股沟管

（1）逐层切开皮肤、皮下脂肪及两层筋膜至腹外斜肌腱膜，甲状腺拉钩沿切口两侧牵拉，显露外环。（如图 6-16 所示）

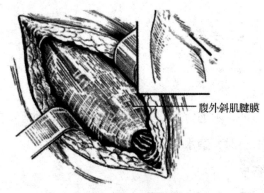

腹外斜肌腱膜

图 6-16　显露外环

（2）在外环处沿腹外斜肌腱膜纤维方向外上方剪开腹外斜肌腱膜，直至内环的位置。

（3）止血钳提起两侧腹外斜肌腱膜，用剪刀在腱膜下分别向上、下做钝性分离，向下至腹股沟韧带，向上至腹内斜肌、腹横肌的腱膜弓，显露腹股沟管。分离注意保护腱膜深面的髂腹下神经和髂腹股沟神经。（如图 6-17 所示）

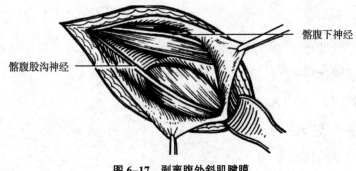

髂腹下神经

髂腹股沟神经

图 6-17　剥离腹外斜肌腱膜

4. 切除疝囊

（1）用手指在腹股沟管后壁将精索周围的睾提肌和腹横筋膜分开，游离提起精索。在精索下方用纱布条或硅胶管穿过，用作牵引（如图6-18所示）。沿腹股沟管纵行全长切开提睾肌。勿损伤生殖股神经（如图6-19所示）。

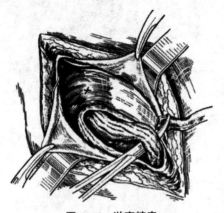

图6-18 游离精索

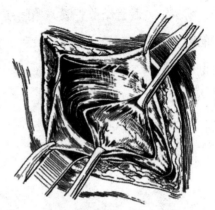

图6-19 分开提睾肌

（2）显露疝囊，疝囊略呈灰白色。辨认困难时，嘱病人用力咳嗽，可使疝囊沿精索突起。

（3）提起疝囊，用剪刀或纱布包于手指，将精索与疝囊尽量剥离分开，直至疝囊颈部（如图6-20所示）。有齿镊轻轻提起疝囊，在疝囊上切一小口，再用剪刀扩大创口。将疝囊内的疝内容物回纳入腹腔。若有粘连时，应仔细分离粘连，勿损伤疝内容物。用手指通过内环探查有无疝的并存。缝扎疝囊颈，切除多余的疝囊。若疝囊较大，进入阴囊，也可将疝囊横断止血后留在原位，不要缝闭远侧疝囊口，以免形成疝囊内积液或积血。（如图6-21所示）

5. 修补后壁

（1）提起精索，在腹股沟管后壁沿腹股沟管内环处向耻骨方向切开腹横筋膜，形成一个由腹横筋膜、腹横肌和腹内斜肌构成的

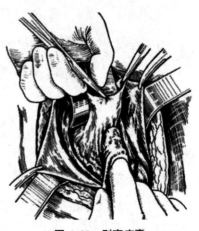

图6-20 剥离疝囊

游离缘。用手指在腹横筋膜和腹膜外脂肪之间滑动游离出 2～3cm 的间隙使这两层分离。

（2）用 4 号丝线将腹内斜肌、腹横肌和腹横筋膜三层与腹股沟韧带髂耻束做间断缝合，第一针自耻骨结节骨膜开始间断缝合，每针间距 1cm，缝合 5～7cm。最后一针在精索穿出部位的下方 1cm 处，针在距三层结构的边缘 2cm 处进针出针各 2 次，形成半荷包样的缝合。打结不要有太大张力，应保持松弛，避免产生缺血或切割组织。（如图 6-22 所示）

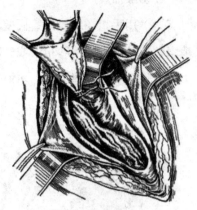

图 6-21 高位结扎疝囊

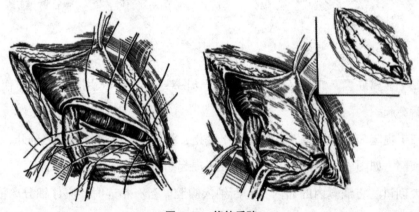

图 6-22 修补后壁

（3）若内环处缺损较大，则在修补术之前应先将内环处的腹横筋膜间断缝合或 "8" 字缝合，内环缩小至能容纳一个小指尖通过。

6. 重建外环

复位精索，在精索前方用 4 号丝线间断缝合腹外斜肌腱膜，外环处应留下能容纳一小指尖通过的空隙。

7. 缝合切口

1 号丝线分别间断缝合皮下组织。酒精消毒后，用 1 号丝线间断缝合皮肤。覆盖无菌敷料并固定。

五、并发症及处理

1. 阴囊血肿

术中止血不彻底导致。小的血肿可自行吸收，大的血肿需要抽吸。

2. 腹股沟区疼痛

术中损伤髂腹股沟神经和生殖股神经所致。术中避免损伤和过度牵拉。

3. 复发

疝复发的原因主要与手术操作和病人自身因素有关，需再次手术处理。

4. 睾丸缺血和萎缩

术中精索损伤所致。术中应避免精索被压迫和扭曲。

5. 其他

膀胱损伤、尿潴留和切口感染伤等。

六、注意事项

1. 腹股沟区的耻骨肌孔过宽，有可能在做腹横肌腱弓与腹股沟韧带或髂耻束缝合有较大张力，此时应更换手术术式。

2. 手术中要仔细止血，手术后注意是否有阴囊血肿并妥善处理。

3. 手术中应尽量减少在精索内广泛解剖，以免造成静脉丛及静脉血流的损害而导致手术后睾丸并发症。

4. 手术中要注意尽量勿牵拉、结扎或缝扎髂腹下神经和髂腹股沟神经。位于精索内的生殖股神经也应妥善保护。

第六节　拔甲术

一、适应证

1. 外伤致甲下积血或指（趾）与甲床分离。

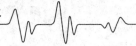

2. 甲沟炎引起弥漫性甲下积脓，药物治疗无效。

3. 嵌甲合并感染者。

4. 顽固性甲癣、甲周疣、甲下血管瘤的辅助治疗。

二、禁忌证

1. 疤痕体质。

2. 全身出血性疾病病人。

3. 局部有慢性放射性皮炎，或半年内曾接受放射治疗。

4. 有精神病症状、情绪不稳定者。

三、术前准备

1. 材料准备

（1）手术包 含治疗盘、治疗碗、弯血管钳 1 把、直血管钳 1 把、镊子 1 把、尖刀片和刀柄 1 套、剪刀 1 把、无菌杯 1 个、纱布若干、治疗巾和孔巾等。应检查有效期、化学指示带 / 指示卡。

（2）0.5% 碘伏、2% 利多卡因、一次性注射器、棉签、胶布卷、凡士林纱布条、无菌手套等。

2. 病人准备

同脓肿切开引流术。

四、操作步骤

操作者和助手操作前穿洁净工作服，戴帽子和口罩，修剪指甲，七步洗手法清洁双手并准备好物品。

1. 消毒铺巾

打开手术包，操作者戴好无菌手套，在无菌小杯内放入数个棉球，助手倒入少量 0.5% 碘伏浸透棉球。用碘伏棉球由内向外消毒手术区域 3 遍（切开周围区域 30cm）后铺无菌孔巾。

2. 用左手食指和拇指捏紧患指两侧，控制出血。用尖刀刺入甲根部皮肤与甲面的间隔 2 ～ 3mm，分离甲上皮。

3. 用尖刀由甲尖端刺入甲下至甲根部，向两侧将指甲与甲床分离。

4. 用直止血钳夹持指甲，水平方向拔出指甲。（如图 6-23 所示）

5. 检查是否有甲角残留。

6. 甲床覆盖凡士林纱布，外覆盖干纱布并固定（可适当加压包扎）。

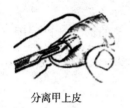　　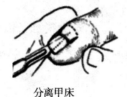　　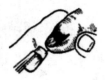

分离甲上皮　　　　　　　　　　分离甲床　　　　　　　　　　拔出指甲

图 6-23　拔甲过程

五、注意事项

1. 用尖刀分离甲上皮和甲床时，刀刃应紧贴指甲，避免损坏甲上皮和甲床，以免新生指甲出现畸形。拔除指甲后，如甲床不平整，可用刀刃将其轻轻刮平，以免新生的指甲高低不平。

2. 为防止损伤甲床，也可在以刀分开指甲尖端的甲床后，用蚊式止血钳插入间隙，再分开止血钳时即可使指甲脱离甲床。

3. 术后第二天更换外层敷料。术后第三天更换内层凡士林纱布，先用生理盐水将其浸透，然后轻轻将其去除，切勿暴力将其撕下。

第七章　泌尿外科基本技术

第一节　膀胱造瘘技术

膀胱造瘘是因膀胱功能障碍、尿道狭窄、前列腺增生等原因导致排尿困难，在耻骨上膀胱区作造瘘，使尿液引流到体外，分为暂时性和永久性膀胱造瘘术。

一、适应证

1.梗阻性膀胱排空功能障碍所导致的尿潴留，如前列腺增生、尿道狭窄、尿道结石等。

2.神经源性膀胱功能障碍。

3.阴茎和尿道损伤。

4.行经尿道前列腺电切手术时，用于术中冲洗和减压。

5.插入导尿管后，膀胱痉挛引起剧烈疼痛，使用解痉止痛药物无法缓解疼痛者，不能耐受尿管。

6.尿路有严重感染的病人，如化脓性前列腺炎、尿道炎、尿道周围脓肿等。

二、耻骨上膀胱穿刺造瘘术

1.穿刺器械

一次性膀胱穿刺造瘘套装。

2.体位及穿刺部位

平卧位，膀胱充盈状态（耻骨上叩诊呈浊音），于耻骨联合上2横指中线处标记穿刺位置，用1%盐酸利多卡因注射液局部麻醉，穿刺针与皮肤成垂直方向或70°～80°向盆腔进针，有突破感后，撤出针芯，确定尿液流出。拔出穿刺针，切开皮肤及皮下约 1cm，更换套针，沿相同方向穿刺，拔出套针芯，从套针置入相同管径膀胱造瘘管至膀胱，退出套针，固定造瘘管。（如图 7-1 所示）

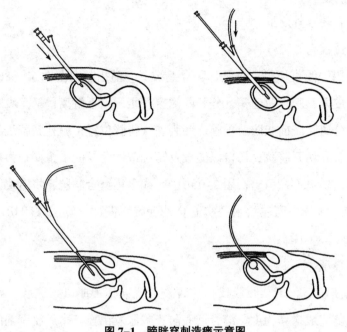

图 7-1　膀胱穿刺造瘘示意图

3. 注意事项

保证膀胱处于充盈状态，必要时可行超声定位及引导下穿刺。

穿刺部位为耻骨联合上 2 横指中线处；偏离中线的穿刺，有可能损伤腹壁下动脉。

进针方向应与皮肤呈垂直方向或 70°～ 80°；过于向腹侧，易于损伤肠管或腹腔脏器；过于向肛门方向，易误伤膀胱及前列腺静脉导致出血及血肿。

4. 优缺点：

优点：耗时少，创伤小，并发症少，操作简便，对麻醉要求不高，可紧急情况下及时解除尿潴留。

缺点：造瘘管周径相对较小，造瘘管位置不易保持最佳位置。

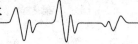

三、开放性耻骨上膀胱造瘘术

1. 麻醉

腰麻或者硬膜外麻醉。

2. 手术过程

一般采用中线直切口，自耻骨联合上缘上一横指起向上做 5～8cm 长切口。切开皮肤、皮下、腹直肌前鞘，分开两侧腹直肌，向下游离，暴露腹膜反折，钝性向上推开分离膀胱前脂肪及覆膜，穿刺确认膀胱位置；缝扎膀胱浅静脉，提起膀胱，在腹膜外切开膀胱；切口以能放置膀胱造瘘管及能手指探查为准。放置膀胱造瘘管，由切口上缘引出；用 2-0 可吸收线全程缝合膀胱，将造瘘管上提，紧贴膀胱前壁，膀胱内灌注盐水证实缝合处膀胱无漏尿；逐层关闭切口并固定造瘘管。

3. 注意事项

在暴露膀胱后，确认腹膜反折位置，放置误伤覆膜进入腹腔。膀胱暴露不必过多，以能完成操作为度。缝合彻底防止漏尿及出血。术后膀胱前间隙放置引流管。

4. 优缺点

优点：可以同时了解膀胱内情况，缝合止血较好，出血、漏尿、尿外渗等发生率相对较低；可留置较粗造瘘管，便于引流。

缺点：需要麻醉；术后需要伤口护理。

5. 术后护理

（1）术后膀胱痉挛和膀胱三角区激惹：注意造瘘管通畅情况，可予低压膀胱冲洗，保证造瘘管通畅，必要时调整造瘘管位置；可以给予解痉剂治疗。

（2）引流袋一定要低于膀胱水平，以防止尿液回流膀胱造成感染。

（3）每 2 日换引流袋一次，每月更换引流管一次。

（4）如发生导管梗阻应到医院请医生处理。

（5）多饮水，以防止产生膀胱结石。

第二节 前列腺穿刺技术

一、适应证

1. 直肠指检发现前列腺结节，任何 PSA 值；

2. B 超发现前列腺低回声结节或 MRI 发现异常信号，任何 PSA 值；

3. PSA > 10ng/mL，任何 f/tPSA 和 PSAD 值；

4. PSA 4 ～ 10ng/mL，f/tPSA 异常或 PSAD 值异常。（注：f/t PSA 正常值为 > 0.16；PSAD 正常值为 < 0.15ng/mL。

如果第一次前列腺穿刺未发现前列腺癌，在以下（1）～（4）情况需要进行重复穿刺：

（1）第一次穿刺病理发现非典型性增生或高级别 PIN。

（2）PSA > 10ng/mL，任何 f/tPSA 或 PSAD 值。

（3）PSA 4 ～ 10ng/mL，复查 f/tPSA 或 PSAD 值异常，或直肠指检异常，或影像学检查异常。

（4）PSA 4 ～ 10ng/mL，复查 f/tPSA、PSAD、直肠指检、影像学检查均正常；严密随访，每 3 个月复查 PSA，如 PSA 连续 2 次大于 10ng/mL，或 PSAV > 0.75ng/mL，应再穿刺。

（5）重复穿刺的时机：2 次穿刺间隔时间尚有争议，目前多为 1 ～ 3 个月。

（6）重复穿刺次数：对 2 次穿刺都没有发现癌，属上述 1）～ 4）情况者，推荐进行 2 次以上穿刺。有研究显示 3 次、4 次穿刺阳性率仅 5%、3%，而且近一半是非临床意义的前列腺癌，因此，3 次以上穿刺应慎重。

二、禁忌证

严重凝血障碍（会造成穿刺出血风险增加，如血友病、长期口服华法林的病人）、肛门直肠疼痛、严重的免疫抑制（会导致穿刺后感染风险增加）和急性前

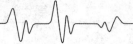

列腺炎（穿刺后加重炎症）都是前列腺活检的禁忌。

三、前列腺穿刺时机

因为前列腺穿刺出血可能影响影像学临床分期，因此，前列腺穿刺活检应在前列腺核磁共振检查之后进行。

四、术前准备

1. 若病人长期口服阿司匹林、波立维或华法林等药，请务必保证停药 1 周后才进行穿刺，这样可以降低出血风险。

2. 完善各项检查结果，如血常规、血生化、尿常规、粪便常规、凝血分析、感染四项（梅毒、乙肝、丙肝、艾滋）、胸片、心电图、血 PSA、B 超或是核磁结果。

3. 肠道准备

用开塞露或肥皂水灌肠，减少直肠中的粪便，一是减少穿刺时细菌由直肠进入前列腺，从而降低感染的风险，二是肠道清洁后，经直肠超声观察前列腺看得更清楚。

4. 预防性使用抗生素

可以降低感染风险，一般来说，穿刺前 3 天预防性口服抗生素；当然，也可住院后，穿刺当天早晨静脉注射抗菌药物。而对于特殊的病人，如人工关节置换术后，身上有假体、起搏器的病人，预防性使用抗生素应该更严格。

五、穿刺方式

1. 经直肠超声引导下前列腺穿刺活检

（1）病人通常左侧卧位，膝部与髋部屈曲 90°以内，背部与检查台平行，臀部置于检查台边缘。

（2）穿刺人员对病人臀部、周围区域及直肠内部进行消毒，铺无菌单；肛门内涂盐酸利多卡因凝胶，进行局部浸润麻醉，减少操作时的疼痛。

（3）用超声探头伸进直肠，观察前列腺的形态、有无异常回声等（若超声发现前列腺有异常回声，应在该区域多穿刺几针，若无，则按照既定的顺序，在各区域均匀穿刺）。

（4）观察完后，在超声探头上装好弹簧传动的活检枪，开始穿刺，穿刺针数目前多推荐10针及以上，每按一下穿刺针，发出一声响，弹簧传动的活检枪弹出，一次可取出长约1.5cm的前列腺细条组织；如此按照前列腺的分区均匀穿取预定的针数。

（5）穿刺结束后，在病人肛门内塞上棉球，可起到压迫止血的作用，穿刺结束后2～3小时，可将其排出；而穿刺出的前列腺组织，泡在福尔马林液中，送病理检查。

（6）整个过程结束，病人需要继续静脉输抗生素来预防感染，病人卧床休息，注意尿色、大便颜色及体温等。

2. 经会阴超声引导下前列腺穿刺活检

病人腰麻或硬膜外麻醉后，取截石位，会阴区进行消毒，铺无菌单，置入尿管，向背侧固定阴囊，用超声探头伸入肛门，观察前列腺形态、有无异常回声，明确前列腺边界；确定前列腺左右侧叶及外周带、尿道周围腺体位置，将前列腺分区，经会阴按照不同区域进行穿刺，穿刺结束后，会阴区压迫止血，穿刺出前列腺组织送病理检查，予抗生素预防感染，注意会阴区皮肤及尿色、大便情况等。（如图7-2所示）

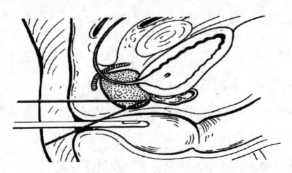

图7-2　经直肠和经会阴前列腺穿刺活检示意图

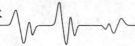

六、并发症

1. 穿刺后感染

多表现为穿刺后出现泌尿系感染和低热，口服或静脉给予抗菌药即可治愈；所以，穿刺结束后当天病人有低热都属正常现象，一般体温不超过 38℃，次日体温便恢复正常；当然，有极少数病人穿刺后出现严重的感染并发症，导致感染性休克，需要通过大量输液、抗感染治疗。

2. 出血

尽管凝血功能正常，出血仍然是前列腺活检后最常见的并发症，主要表现为血尿、血便、血精、前列腺局部形成血肿。血尿、血便一般穿刺次日便会消失；若发现严重出血，需及时检查，必要时行肛门镜检查。

3. 前列腺活检后有 0.2% ~ 0.5% 的病人发生急性尿潴留而需临时留置导尿管，有前列腺肥大和明显下尿路症状的病人更易出现尿潴留；若穿刺前病人有尿频、尿急、排尿困难等下尿路症状，穿刺后可能导致症状加重。

4. 其他并发症

直肠内探头会使病人过度焦虑和不适，并导致 1.4% ~ 5.3% 的病人产生轻微或严重的血管迷走反应，就是所谓的穿刺中出现"虚脱"现象，并导致操作终止。一般保持病人于仰卧位并给予静脉输液通常能缓解症状，稍后再行进一步检查和处理。

七、术后注意事项

1. 2 周内忌酒、忌辛辣刺激食物，避免骑车、骑马等骑跨运动；

2. 注意休息，减少感染，口服 1 周左右的抗生素；

3. 若病人以前长期口服阿司匹林或华法林或波立维，短期内不要恢复用药，具体时间可与专科大夫商讨；

4. 耐心等待穿刺病理结果，并决定下一步治疗方案。

第三节　膀胱镜检查技术

膀胱镜是内窥镜的一种，有硬镜和软镜两种。由镜鞘、镜芯、操作架及目镜四部分构成一套，并附有异物钳、剪开器和活组织检查钳等。目的是明确膀胱及尿道内病变情况，或行输尿管插管等操作。

一、适应证

膀胱肿物、膀胱结石、间质性膀胱炎、膀胱颈挛缩、膀胱憩室、前列腺增生、输尿管脱垂、梗阻性尿路疾病、乳糜尿、前列腺囊肿、铁线虫病、女性膀胱颈梗阻、膀胱术后复查等。

二、禁忌证

1.尿道、膀胱处于急性炎症期不宜进行检查，因为可导致炎症扩散，而且膀胱的急性炎症充血，还可使病变分辨不清。

2.膀胱容量过小，在 60mL 以下者，说明病变严重，病人多不能耐受这一检查，也容易导致膀胱破裂。

3.包茎、尿道狭窄、尿道内结石嵌顿等，无法插入膀胱镜者。

4.骨关节畸形不能采取截石体位者。

5.妇女月经期或妊娠 3 个月以上。

6.心肺功能差，不能耐受检查。

7.凝血功能障碍。

三、检查过程

病人排空膀胱，取截石位。会阴区消毒，铺消毒洞巾，露出尿道外口。尿道外口用 1% 盐酸利多卡因凝胶尿道内浸润麻醉。取出消毒好的窥镜和各种器械，用无菌盐水洗净窥镜上的消毒溶液。检查窥镜目镜和物镜是否清晰，调节镜灯亮度，在镜鞘外面涂以润滑油。插入膀胱镜，男性病人在插膀胱镜前，探查尿道是否正常或有无狭窄，然后换用窥镜慢慢沿尿道前壁推至尿道膜部，遇有阻力时，可稍待片刻，等尿道括约肌松弛即能顺利进入膀胱。或加压灌注盐水直视下置镜，插入时切忌使用暴力，以免损伤尿道，形成假道。女性病人注意观察尿道外口，应注意窥镜插入 3～5cm，不得插入过深，以免损伤膀胱。插入膀胱后，将镜芯抽出，测定残余尿量。如尿液混浊（严重血尿、脓尿或乳糜尿），应反复冲洗至回液清晰后，置入检查窥镜。将生理盐水灌入膀胱，使其逐渐充盈，以不引起病人有膀胱胀感为度（一般约为 300mL）。将窥镜缓慢向外抽出，看到膀胱颈缘为止。在膀胱颈缘的两下角处将窥镜推入 2～3cm，即可看到输尿管间嵴。在时钟 5 点到 7 点的方位、输尿管间嵴的两端，可找到两侧输尿管口。观察输尿管管口有无蠕动排尿、排血或排乳糜现象。最后，应系统、全面、由深至浅地检查全部膀胱，以免遗漏。需作输尿管插管，通过操作架通道，将 4-6 号输尿管导管插入输尿管口，直至肾盂，一般深达 25～27cm，输尿管后端应做记号，以辨别左右。如输尿管口有炎症充血不能辨清时，可静脉注入靛胭脂溶液，利用输尿管口排蓝引导插管。膀胱镜检查及输尿管导管插完以后，将输尿管导管再插入膀胱一段，然后退出膀胱镜，用胶布将输尿管导管固定于外阴，以免脱出。膀胱内操作动作必须轻柔，检查时间不应超过 30 分钟。（如图 7-3 所示）

尿液检查：收集输尿管导管导出的尿作常规检查，必要时还可作细菌检查和培养，寻找瘤细胞等检查。

逆行肾盂造影：将输尿管导管连接注射器，注入造影剂进行肾盂造影。常用造影剂为泛影葡胺注射液、碘海醇等，每侧注入 5～10mL，注入应缓慢而不可用力，病人有腰痛时应立即停止并维持压力。

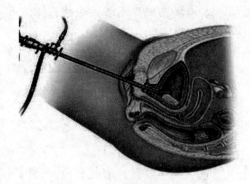

图 7-3　膀胱镜检查示意图

四、术后注意事项

1.膀胱镜检查后常有血尿发生，为术中损伤黏膜所致，一般 3～5 日后即止。

2.术后尿道灼痛，可让病人多饮水利尿，并给止痛剂，1～2 日后即能转轻。

3.如无菌操作不严密，术后将发生尿路感染、发热及腰痛，应用抗生素控制。

第四节　包皮环切术

包皮环切术是指将阴茎上面的多余包皮进行切除，使阴茎头外露出来，是治疗包茎、包皮过长及防止其并发症的有效治疗方法，是一种治疗包皮包茎的小手术，手术过程 20～30 分钟，一般不需要住院，手术的危险性较小。包皮环切术方法很多，最常用者为包皮内外板一次环切法，其次为内外板分别环切法。属于开放手术，手术的目的是通过手术让阴茎头彻底暴露出来，防止感染。

一、适应证

1.包茎病儿因包皮囊口狭窄而妨碍排尿或反复感染者。

2.成年人患包茎或患包皮过长反复感染者。

二、禁忌证

1.并发包皮、龟头炎的病人，暂时不适合此手术，必须等炎症消退后才能施行。

2.凝血功能障碍者。

三、术前准备

1.手术前夜及手术当日，嘱病人清洗局部，备皮。

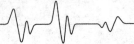

2. 并发包皮、阴茎头炎症者，需选用药物和局部浸泡治疗，炎症消退后再行手术。

3. 消除紧张情绪。

四、手术步骤

体位：平卧位。

清洗消毒：用碘伏或安尔碘溶液消毒；包茎者可以麻醉后扩张包皮外口包皮囊内消毒。

1. 麻醉

阴茎根部皮下及两侧阴茎脚局部麻醉。小儿可加基础麻醉。

2. 分离粘连、设计切口

有包皮口狭窄及包皮与阴茎头粘连者，先用止血钳扩大包皮口，再用两把止血钳夹起背侧缘正中部位（两钳相距 0.2cm）。分离粘连，直至阴茎头与包皮完全分开。再用消毒生理盐水清洁包皮囊及阴茎头。用一把止血钳夹住包皮系带处，以提起包皮。以刀尖在包皮外板距冠状沟缘远端 0.5cm 处划一切痕，准备作为环切切口，要防止切除过多。

3. 背侧切开

用剪刀沿背侧剪开包皮内、外板，包皮内板也应剪至距冠状沟缘约 0.5cm 处。

4. 切除包皮

将包皮内、外板对齐，向外拉开夹在包皮背侧及系带处的止血钳，再复查包皮外板切痕作为环切切口是否适当。如果适当，用弯剪沿距冠状沟约 0.5cm 的切痕处剪去右侧皮瓣，然后再剪左侧。包皮系带处的内外板可以适当多保留一些。

5. 止血

将阴茎皮肤向上退缩，显露出血点后止血，应特别注意将阴茎背侧正中的阴茎背浅静脉结扎。

6. 缝合

用细丝线先在环形切口的背、腹、左、右处各缝合一针，结扎不要太紧，以免组织水肿时勒坏皮肤。缝线不剪断，留作固定敷料用。再用每两针缝线之间缝合 1～2 针，缝针应靠近切缘穿出。缝合内外板，用缝线固定凡士林纱布。

7. 包扎

将一条凡士林纱布（毛边叠在里面）环绕包皮切口处，用留长的缝线固定，然后用数层纱布包扎。（如图 7-4 所示）

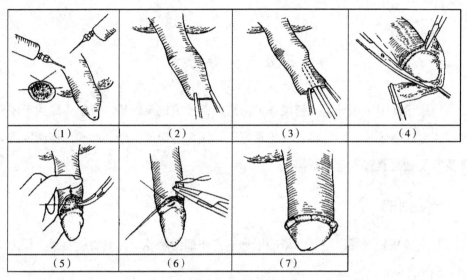

（1）　　　　（2）　　　　（3）　　　　（4）

（5）　　　　（6）　　　　（7）

图 7-4　包皮环切示意图

五、术中注意事项

1. 包皮环切术中，内、外板间的血管断端往往向近侧退缩，必须找出并加以结扎，否则可以形成大血肿。

2. 包皮不可切得过多，以免引起痛性阴茎勃起。一般包皮内板应剪至距冠状沟约 0.5cm 处。系带部也不可留得过少。

六、术后处理

1. 术后 3～4 日内于睡前服镇静剂或雌激素类药，避免憋尿及性冲动，以防阴茎勃起，以免引起疼痛和出血。

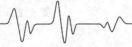

2.术后可予口服抗生素抗感染，必要时可予口服止血药。

3.术后排尿时应尽量避免弄湿敷料，如果敷料被尿液污染，应及时更换。

4.术后1周内，应注意多吃有营养的食物，有助于切口生长，但是要避免吃海鲜，以免伤口不易愈合。

5.术后最好休息1～2天，尽量少走动，以防术后运动出血。

6.术后1个月内避免性生活。

第五节　导尿术

导尿术常用于尿潴留，留尿作细菌培养，准确记录尿量，了解少尿或无尿原因，测定残余尿量、膀胱容量及膀胱测压，注入造影剂，膀胱冲洗，探测尿道有无狭窄及盆腔器官术前准备等。

一、目的

1.直接从膀胱导出不受污染的尿标本，作细菌培养，测量膀胱容量、压力及检查残余尿量。

2.为尿潴留病人放出尿液，以解除梗阻，减轻痛苦。

3.盆腔内器官手术前，为病人导尿，以排空膀胱，避免手术中误伤。

4.昏迷、尿失禁或会阴部有损伤时，保留导尿管以保持局部干燥、清洁。

5.某些泌尿系统疾病手术后，为促使膀胱功能的恢复及切口的愈合，常需做留置导尿术。

6.抢救休克或垂危病人，正确记录尿量、比重，以观察肾功能。

二、适应证

1.各种下尿路梗阻所致尿潴留。

2.危重病人抢救。

3.膀胱疾病诊断与治疗。

4. 进行尿道或膀胱造影。

5. 留取未受污染的尿标本做细菌培养。

6. 产科手术或全麻手术前的常规导尿。

7. 膀胱内药物灌注或膀胱冲洗。

8. 探查尿道有无狭窄，了解少尿或无尿原因。

三、物品准备

1. 无菌导尿包

内有治疗碗 1 个、尿管 1 根、尿袋 1 个、尿标本管 1 个、血管钳 2 把、石蜡油棉球 1 袋、消毒棉球一袋、洞巾 1 块、纱布数块、20mL 注射器 1 个（内有生理盐水 20mL）。

2. 外阴初步消毒用物

无菌治疗碗 1 个（内盛消毒液棉球 1 袋，血管钳 1 ～ 2 把）、清洁手套 1 ～ 2 只。

3. 其他

无菌持物钳、无菌手套、消毒溶液（碘伏）、中单、便盆。

四、操作流程

（一）女性导尿方法

1. 携用物至床旁，向病人说明导尿目的，以取得合作。

2. 操作者站在病人右侧，病人取仰卧位，屈髋屈膝，双腿略向外展，脱去对侧裤腿，盖在近侧腿上，对侧大腿用盖被遮盖，露出会阴。

3. 将小橡胶单及治疗巾垫于病人臀下，弯盘置于近会阴处，换药碗与弯盘放于病人两腿之间，用一无菌纱布"8"字形缠绕左手拇指、食指，右手持止血钳夹消毒棉球擦洗外阴（阴阜及大阴唇），再以左手拇指、食指分开大阴唇，擦洗小阴唇及尿道口，自外向内，由上而下，每个棉球限用一次，擦洗尿道口时，在尿道口轻轻旋转向下擦洗，共擦洗两次，第二次的棉球向下擦洗至肛门，将污棉

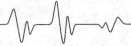

球放于弯盘内，取下左手指纱布置于换药碗内，撤去换药碗，弯盘置于床尾。

4. 取下无菌导尿包置于病员两腿之间，打开导尿包，戴无菌手套，铺孔巾，使孔巾与导尿包包布形成一无菌区。

5. 取一弯盘置于病人左侧孔巾口旁，用石蜡油棉球润滑导尿管前端后放于孔巾口旁的弯盘内，以左手分开并固定小阴唇，右手用止血钳夹消毒棉球自上而下、由内向外分别消毒尿道口（在尿道口轻轻旋转消毒后向下擦洗，共两次）及小阴唇，每个棉球限用一次。擦洗完毕将止血钳丢于污弯盘内。

6. 用另一止血钳持导尿管对准尿道外口插入尿道 4～6cm，见尿液流出，再插入 1cm 左右，松开左手，固定导尿管，将尿液引入无菌盘内。

7. 若需做尿培养，用无菌标本瓶接取，盖好瓶盖。

8. 导尿毕，拔出导尿管，脱去手套，放于弯盘内，撤下孔巾，擦洗外阴，协助病人穿裤。整理床铺，清理用物，作好记录后送验标本。

（二）男性留置导尿方法

1. 病人清洗外阴，取仰卧位，两腿屈膝外展，臀下垫油布或中单。

2. 用消毒棉球消毒会阴区、阴茎及尿道外口。盖无菌洞巾，用消毒巾裹住阴茎，露出尿道口。

3. 术者戴无菌手套站于病人右侧，以左手拇、食二指夹持阴茎，向背侧提起阴茎，右手将涂有无菌润滑油之导尿管慢慢插入尿道，导尿管外端接尿袋，或将其开口置于消毒弯盘中。将尿管完全插入尿道内至尿管分叉处，压迫膀胱区，尿液流出后，向水囊内注入盐水，向外轻轻牵拉固定，外端接无菌尿袋。

4. 需作细菌培养者，留取中段尿于无菌试管中送检。

5. 术后将水囊内液体抽出，导尿管夹闭后再徐徐拔出，以免管内尿液流出污染衣物。

五、导尿术注意事项

1. 严格无菌操作，预防尿路感染。

2. 插入尿管动作要轻柔，以免损伤尿道黏膜，若插入时有阻挡感（切忌蛮插）可更换方向（也可稍退 2～3cm，向导尿管中灌注石蜡油或润滑凝胶，润滑尿道），见有尿液流出时再插入 2cm，勿过深或过浅，尤忌反复抽动尿管。

3. 选择导尿管的粗细要适宜，对小儿或疑有尿道狭窄者，尿管宜细。

4. 对膀胱过度充盈者，排尿宜缓慢，以免骤然减压引起出血或晕厥。

对膀胱高度膨胀且又极度虚弱的病人，第一次导尿量不可超过 1000mL，以防大量放尿导致腹腔内压突然降低，大量血液滞留于腹腔血管内，造成血压下降，产生虚脱，亦可因膀胱突然减压，导致膀胱黏膜急剧充血，引起尿血。

5. 测定残余尿时，嘱病人先自行排尿，然后导尿。残余尿量一般为 5～10mL，如超过 100mL，则应留置导尿。

6. 留置导尿时，应经常检查尿管固定情况，有否脱出，必要时可以无菌药液每日冲洗膀胱一次；每月需更换尿管一次。

第八章 神经外科基本技术

第一节 头皮清创缝合术

头皮清创缝合术是对新鲜开放性污染伤口进行清洗去污、清除血块和异物、切除失去生机的组织、缝合伤口，使之尽量减少污染，甚至变成清洁伤口，达到一期愈合，有利于受伤部位的功能和形态的恢复。开放性伤口一般分为清洁、污染和感染3类。严格地讲，清洁伤口是很少的；意外创伤的伤口难免有程度不同的污染；如污染严重，细菌量多且毒力强，8小时后即可变为感染伤口。头面部伤口局部血运良好，伤后12小时仍可按污染伤口行清创术。头皮清创缝合术是外科基本手术操作，伤口初期处理的好坏，对伤口愈合、受伤部位组织的功能和形态的恢复起决定性作用，应予以重视。

一、适应证

1. 伤后6～12小时以内的开放性伤口应行清创缝合术。

2. 轻度污染的伤口，12小时以上而无明显感染的伤口，如伤员一般情况好，亦应行清创缝合术。

3. 如伤口已有明显感染，则不作缝合，仅刮除伤口周围头发，擦净，消毒周围皮肤，清洗消毒伤口，敞开引流。

二、术前准备

1. 了解、熟悉病人病情

与病人或家属谈话，做好各种解释工作，如行一期缝合的原则，一期缝合发生感染的可能性和局部表现，不缝合下一步的处理方法，解释伤口对功能、美容的影响等。争取清醒病人配合。

2.清创前须对伤员进行全面检查，如有休克，应先压迫止血，抢救休克，好转后争取时间进行清创。

3.器械准备

无菌缝合包、无菌生理盐水、3%双氧水、碘伏、1:5000新洁尔灭溶液、乙醚、2%利多卡因、无菌辅料、绷带、弹力网帽等。

4.如有颅骨骨折、脑外露，应先行头颅CT检查。

5.如伤口较大，污染严重，应预防性应用抗生素，在缝合同时应用一定量的抗生素。

三、麻醉

头皮挫裂伤可应用1%利多卡因局部浸润麻醉。

四、手术步骤

1.局部备皮、去污清洗

（1）应用一次性备皮刀刮除伤口周围头皮，用无菌纱布覆盖伤口，再用乙醇擦去伤口周围皮肤的油污。

（2）清洗伤口 去掉覆盖伤口的纱布，以生理盐水冲洗伤口，用无菌镊子持小纱布球轻轻除去伤口内的污物、血凝块和异物。

（3）生理盐水冲洗伤口。

2.清理伤口，施行麻醉

擦干皮肤，用碘伏消毒皮肤，铺盖消毒手术巾准备手术。术者重新用酒精或新洁尔灭液泡手，戴无菌手套后即可清理伤口。

（1）对头皮挫伤 可将伤口周围不整皮肤缘切除0.2～0.5cm，切面止血，消除血凝块和异物，切除失活组织和明显挫伤的创缘组织（包括皮肤和皮下组织等），并随时用无菌盐水冲洗。

（2）对深层伤口 应彻底切除失活的帽状腱膜和肌肉（肌肉切面不出血，或

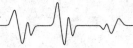

用镊子夹镊不收缩者，表示已坏死），但不应将有活力的肌肉切除，以免切除过多影响功能。为了处理较深部伤口，有时可适当扩大伤口和切开筋膜，清理伤口，直至比较清洁和显露血循环较好的组织。

（3）合并颅骨骨折的伤口　如同时有颅骨骨折，应尽量保留骨折片；已与骨膜游离的小骨片则应予清除。伤口如有活动性出血，在清创前可先用止血钳钳夹，或临时结扎止血。待清理伤口时重新结扎，除去污染线头。渗血可用温盐水纱布压迫止血，或用凝血酶等局部止血剂止血。

3. 修复伤口

清创后再次用生理盐水清洗伤口。再根据污染程度、伤口大小和深度等具体情况，决定伤口是开放还是缝合，是一期还是延期缝合。未超过 12 小时的清洁伤口可一期缝合；头皮血运丰富，愈合力强，损伤时间虽长，只要无明显感染，仍应争取一期缝合。污染重的或特殊部位不能彻底清创的伤口，应延期缝合，即在清创后先于伤口内放置凡士林纱布条引流，待 3～5 日后，如伤口组织红润，无感染或水肿时，再作缝合。

（1）切除失去活力的肌肉。

（2）止血后缝合、引流。缝合伤口时，不应留有死腔，张力不能太大。

五、术中注意事项

1. 伤口备皮及清洗是清创术的重要步骤，必须反复用大量生理盐水冲洗，务必使伤口清洁后再作清创术。局部浸润麻醉时，只能在清洗伤口后麻醉。

2. 清创时既要彻底切除已失去活力的组织，又要尽量保护和保留存活的组织，这样才能避免伤口感染，促进愈合，保存功能。

3. 组织缝合必须避免张力太大，以免造成缺血或坏死。

六、术后处理

1. 根据全身情况输液或输血。

2. 合理应用抗生素，防止伤口感染，促使炎症消退。

3. 如伤口深，污染重，应注射破伤风抗毒素。

4. 伤口引流条一般应根据引流物情况，在术后 24～48 小时内拔除。

5. 伤口出血或发生感染时，应拆除缝线，检查原因，进行处理。

第二节　脑室穿刺术

一、适应证

1. 诊断性穿刺

（1）神经系统 X 线检查，向脑室内注入对比剂或气体做造影检查。

（2）抽取脑脊液做生化和细胞学检查等。

（3）鉴别脑积水的类型，常需做脑室及腰椎穿刺的双重穿刺测试脑室与蛛网膜下腔是否通畅，做脑室酚红（PSP）或靛胭脂试验等。

2. 治疗性穿刺

（1）因脑积水引起严重颅内压高的病人，特别是抢救急性枕骨打孔疝导致呼吸功能衰竭者，行脑室引流暂时缓解颅内压是一种急救性措施，为进一步检查治疗创造条件。

（2）脑室内出血的病人，穿刺引流血性脑脊液可减轻脑室反应及防止脑室系统阻塞。

（3）开颅术中为降低颅内压，为解除反应性颅内高压，也常用侧脑室外引流。

（4）引流炎性脑脊液，或向脑室内注入药物以治疗颅内感染。

（5）做脑脊液分流手术时，将分流管脑室端置入侧脑室。

二、禁忌证

1. 穿刺部位有明显感染者，如头皮感染、硬膜下积液或脑脓肿的病人，脑室穿刺可使感染向脑内扩散，且有脓肿破入脑室的危险。

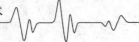

2. 有大脑半球血管畸形或血供丰富的肿瘤位于脑室附近时，做脑室穿刺可引起病变出血，必须十分谨慎。

3. 有明显出血倾向者，禁做脑室穿刺。

4. 严重颅高压，视力低于 0.1 者，穿刺需谨慎，因突然减压有失明危险。

5. 弥散性脑肿胀或脑水肿，脑室受压缩小者，穿刺困难，引流亦无价值。

三、操作方法及程序

1. 依据病情及影像学检查选择穿刺部位，并测量进针深度。

（1）额角穿刺（穿刺侧脑室前角）　常用于脑室造影及抢救性引流，亦可用于脑脊液分流术。颅骨钻孔部位位于发迹内或冠状缝前 2～2.5cm，中线旁开 2～3cm，穿刺方向与矢状面平行，对准两外耳道连线中点，深度依据影像学资料测量而定。

（2）枕角穿刺（穿刺侧脑室三角区）　常用于脑室造影、侧脑室－小脑延髓池分流术和颅后窝手术的持续性脑脊液引流。颅骨钻孔点位于枕外隆突上方 6～7cm，中线旁开 3cm，穿刺方向与矢状面平行，对准双侧眉弓中点。深度依据影像学资料测量而定。

（3）侧脑室穿刺（穿刺侧脑室三角区）　常用于脑室－心房分流术或脑室－腹腔分流术等。在外耳道上、后各 3cm 处钻孔后，用穿刺针垂直刺入。右利手者禁经左侧穿刺，因易造成感觉性失语。

（4）经前囟穿刺　适用于前囟未闭的婴幼儿。经前囟侧角的最外端穿刺，其方向与额入法相同。前囟大者与矢状面平行刺入，前囟小者，针尖稍向外侧。

2. 穿刺方法

常规消毒、铺巾，局部麻醉。以尖刀在选好的穿刺部位刺入一小孔。以颅锥在穿刺点部位锥透颅骨。以带管芯的穿刺管穿过骨孔，刺透硬脑膜，按上述方向逐渐进针，动作平稳而缓慢，注意阻力改变，至有脑脊液流出时，拔出枕芯，外接引流管及引流瓶，固定穿刺管。

四、术后注意事项

1.严格无菌操作，放置脑室引流管应深度适中并固定好，防止脱出，保持通畅。

2.预防感染，常规应用抗生素，每天更换引流瓶。

3.引流管高度一般高于脑室水平 10 ～ 15cm，如为血性脑脊液可酌情放低，并注意引流液色泽变化，记录每天引流量。

4.引流时间一般不超过 1 ～ 2 周。

5.终止引流前可关闭引流管观察 24 ～ 48h，如颅压仍高，可改行内分流术或酌用脱水剂。

6.要始终严密观察病情变化并及时处理。

第三节　脑室外引流术

一、适应证

1.病变引起脑积水，导致颅内高压危及生命而感染尚未控制者。

2.脑脊液蛋白较高或有病原菌，不适合行分流术者。

二、禁忌证

1.穿刺部位存在皮肤感染。

2.有大脑半球血管畸形或血供丰富的肿瘤。

3.有明显出血倾向者。

4.广泛性脑水肿，脑室狭小者。

三、术前准备

1.应用抗生素预防感染。

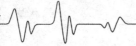

2. 脱水降颅压治疗。

四、操作方法及程序

1. 根据需穿刺的部位（前角或后角）决定体位和手术切口。

2. 常规消毒铺巾。

3. 全层切开头皮各层和骨膜，乳突牵开器牵开。

4. 颅骨钻孔，用骨蜡封堵骨窗边缘。

5. 电灼硬脑膜后"十"字切开。

6. 以脑室外引流管带管芯向预定方向穿刺，有突破感后，拔出针芯可见脑脊液流出，继续将引流管送入脑室 2cm 左右，将引流管固定于头皮。

7. 间断缝合帽状腱膜和皮肤，引流管接密闭外引流装置。

8. 术后积极抗感染，根据病原学检查调整抗生素。

五、注意事项

1. 注意保护切口各层和颅骨板障，避免感染扩散。

2. 严格确定穿刺点和穿刺方向。

3. 不要过快、过多释放脑脊液，以免引起颅内出血或小脑幕切迹上疝。

六、手术后并发症

1. 切口不愈合，形成窦道。

2. 感染扩散。

3. 脑脊液漏。

4. 周围脑组织损伤致相应神经功能障碍。

5. 颅内血肿。

6. 癫痫。

第四节 锥颅血肿碎吸及引流术

一、适应证

1. 经内科治疗无效，颅内压持续升高，病情继续加重，无手术禁忌证情况下，应争取在未遭受不可逆损害前清除血肿。

2. 幕上血肿量在 20 ～ 50mL，幕下血肿量＞10mL，有脑干或第四脑室受压者。

3. 年龄不限，年龄大、体弱者及手术耐受能力差者优先考虑。

4. 血肿位于壳核或经壳核向苍白球及丘脑扩展，特别是丘脑出血病人。

5. 手术后病情一度好转，但经一段时间后症状逐渐加重，CT 扫描确定有血肿形成需再次手术者。

二、禁忌证

1. 有严重心脏或显著肝、肾功能不全等，全身情况差，不能耐受手术者。

2. 血压不稳定。

3. 出血活动期。

4. 出血量＞50mL。

5. 脑疝晚期、双侧瞳孔散大、去皮质强直、病理性呼吸、脑干有继发性损害者。

6. 病人和家属拒绝手术者。

三、术前准备

1. 安装立体定向头架，行头颅 CT 扫描。

2. 血压严重升高的病人应适当降低血压。

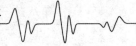

3. 出现一侧瞳孔散大时可立即给予 20% 甘露醇滴注。

四、操作方法及程序

1. 病人安装立体定向头架后行头颅 CT 扫描，运用计算机计划系统计算血肿中心（穿刺靶点）的 X、Y、Z 坐标值和穿刺角度，对脑深部血肿进行准确的定位，将血肿排空针穿刺至靶点处，碎吸清除 50% ～ 60% 的血肿。

2. 按原穿刺针道置入 12 号软质引流管。

3. 手术结束后行 CT 扫描，了解血肿清除程度和引流管的位置。

4. 手术后 2 日经引流管注入血肿溶解液（尿激酶），每日两次，每次 2 万单位，注入后夹闭引流管，4 ～ 6 小时后再开放引流。

5. 动态复查 CT，如血肿清除满意可拔出引流管。

五、注意事项

1. 术前反复核对靶点的定侧、定位准确无误。

2. 术中根据已排出血肿量，计算剩余血肿量，适时调整深度。

3. 术中注意动作轻柔，避免过度损伤再出血。

六、手术后并发症

1. 脑水肿、脑梗死、颅内压增高、脑疝。

2. 切口或颅内感染。

3. 脑脊液漏。

4. 肺部感染、泌尿系感染。

5. 多器官功能衰竭。

6. 压疮。

第五节　腰大池置管脑脊液持续外引流术

一、适应证

1. 蛛网膜下腔出血的病人。

2. 脑室内出血的治疗。

3. 脑脊液漏。

4. 颅内压监护、动态了解颅内压。

5. 颅内感染持续引流。

二、禁忌证

1. 凡有脑疝征象（如双侧瞳孔不等大、去皮质强直、呼吸抑制等）者，属绝对禁忌证。

2. 穿刺部位有皮肤或软组织感染者，腰椎穿刺易造成椎管甚至颅内感染。

3. 开放性颅脑损伤或有感染的脑脊液漏，腰椎穿刺时放液可能造成颅内逆行感染。

4. 穿刺部位的腰椎畸形或骨质破坏者。

5. 全身严重感染（脓毒症）、休克或濒于休克者，或躁动不安不能配合者。

三、操作方法及程序

1. 向病人及家属说明治疗的目的及意义，消除恐惧心理，以取得术中密切配合，保证手术顺利进行。同时也应说明可能出现的并发症，争得家属的充分知情同意。

2. 术前 30 分钟快速滴注 20% 甘露醇 125mL 以降低颅内压，预防术中脑疝发生。

3. 病人取侧卧位，头和双下肢屈曲，在 L3 ～ L4 或 L4 ～ L5 椎体间，用硬

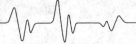

脊膜穿刺针行穿刺术，见脑脊液流出后，将直径 1mm 硅胶管放入腰椎管蛛网膜下腔内 4～6cm，观察确定管内脑脊液引流通畅后，将硅胶管予以固定，以防脱出，将该管外接无菌密闭式引流瓶，持续引流。

四、注意事项

1. 颅内高压病人，为避免术后形成脑疝，可先用脱水剂降低颅压后再行穿刺，放脑脊液时应谨慎、缓慢。

2. 穿刺部位有炎症或褥疮时不宜穿刺。

3. 穿刺过程中注意观察病人脉搏、呼吸、面色等，如出现头痛、呕吐等，应监测血压，对症处理，必要时暂停腰椎穿刺，术后应嘱病人去枕平卧 4～6 小时。

4. 严格控制引流速度及引流量，以免造成颅内血肿、张力性气颅、颅内压过低等。

5. 如鞘内冲洗或用药，需放出等量脑脊液后缓慢均匀注入，冲洗用温生理盐水，使用的药物及浓度应严格按照规定执行。

6. 注意引流是否通畅，不通畅的主要原因有导管打折、位置不当，脑脊液中破碎组织造成导管阻塞等。

7. 尽量缩短引流时间，严格无菌操作，防止逆行性感染。

五、术后并发症

1. 颅内感染

导管引流时间过长、无菌操作不当等易造成逆行性感染引起脑膜炎。

2. 气颅

在脑脊液外流速度过快、引流过多时，颅内压与外界大气压形成负压梯度，空气从漏口进入颅内。

3. 颅内血肿

脑脊液外流速度过快，引流量过多，导致颅内压降低，出现桥静脉撕裂出血。

4. 引流管堵塞

主要原因为引流管置入位置过深、过浅或引流管扭折、移位，以及脑脊液中蛋白质含量过高，小血块导致引流管堵塞等。

5. 神经根刺激症状

约 30% 的病人出现轻度神经根痛症状，拔管后症状消失。

6. 穿刺部位脑脊液漏

置管时间过长，形成瘘道。

第九章 骨科基本技术

第一节 关节腔穿刺术

一、适应证

1. 明确病变性质，穿刺抽出关节腔积液或脓液，作常规及细菌学检查。

2. 穿刺关节腔注入空气或其他造影剂，做关节放射线造影检查，了解关节内病变的情况。

3. 关节腔引流及冲洗。

4. 关节腔内注射药物。

二、器械准备

关节腔穿刺包、手套、治疗盘（碘酒、酒精、棉签、龙胆紫、局麻药物）。

三、操作方法

1. 备皮。

2. 确定关节穿刺部位并用龙胆紫标志穿刺点。

3. 术者及助手戴无菌手套。

4. 常规皮肤消毒，铺盖无菌孔巾。

5. 用 2% 利多卡因从皮肤至关节腔行局部麻醉。

6. 用 16 ~ 18 号穿刺针头沿麻醉途径刺入关节腔。缓慢进行抽吸，速度不能过快，以免针头发生阻塞。万一发生阻塞，可将注射器取下，注入少许空气，将阻塞排除，然后再继续抽吸。

7. 抽吸完毕后，可行关节腔冲洗或注入药物。

8. 操作完毕，迅速拔出针头。术毕穿刺部位盖消毒纱布，用胶布固定。

四、四肢关节穿刺途径

1. 肩关节

由前方或侧方穿刺。肩关节腔积液的波动感一般在前方较明显，所以常从三角肌的前缘刺入。（如图 9-1 所示）

2. 肘关节

屈曲肘部，从肘后鹰嘴突与肱骨外髁间刺入。（如图 9-2 所示）

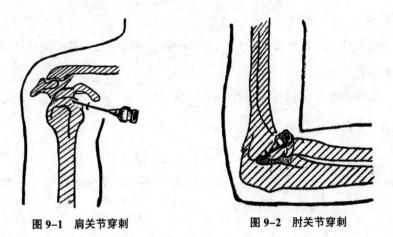

图 9-1　肩关节穿刺　　　　　　图 9-2　肘关节穿刺

3. 腕关节

在腕部背侧穿刺，于桡骨远端垂直进针。（如图 9-3 所示）

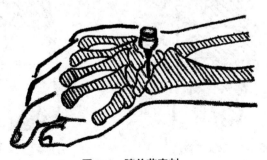

图 9-3　腕关节穿刺

4. 髋关节

可在下述两个部位穿刺：

（1）侧方穿刺法　在股骨大粗隆的前下方，穿刺针与皮肤成45°角刺入，循股骨颈方向向内上方刺入5～10cm，即可进入髋关节腔。

（2）前方穿刺法　在腹股沟韧带中点的下方约2.5cm处，再向外测约2.5cm处，即股动静脉鞘的稍内侧垂直刺入，亦可进入髋关节腔内。（如图9-4所示）

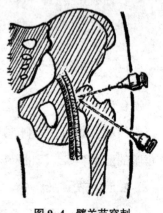

图 9-4　髋关节穿刺

5. 膝关节

（1）髌骨外上缘穿刺法　自髌骨上缘外侧，向内下方穿刺，即可从髌骨后面进入膝关节腔。

（2）髌骨外下缘穿刺法　屈膝90°位，髌骨下缘、髌韧带外侧1cm处可看到一小凹陷，由此处向内上方穿刺。（如图9-5所示）

6. 踝关节

在关节前方，外踝顶端上方2～3cm再向内1～1.5cm处进针，然后向内下方向推进。（如图9-6所示）

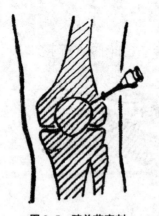

图 9-5　膝关节穿刺

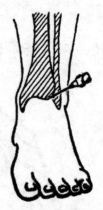

图 9-6　踝关节穿刺

第二节　骨折复位

骨折手法复位是利用力学的三点固定原则和杠杆的原理，整复骨折端。在骨折复位前必须先了解外力的性质、大小、方向、局部软组织损伤程度及肌肉对骨折端的牵拉作用，弄清骨折移位时所经过的途径，而后选择合适的手法，将移位的骨折断端沿着原来的移位途径倒返回来，骨折就会顺利地得到复位。某些骨折用手法复位，可取得满意的效果。

一、手法复位的时机

1. 一般伤后 1～4 小时，局部肿胀不严重，软组织弹性较好，手法操作容易，有利于骨折复位。

2. 当病人有休克、昏迷等情况时，需待全身情况稳定后，才能作手法复位。

3. 当伤肢出现严重的肿胀或水疱时，可待肿胀减轻后，再行手法复位。

二、整复的要求

骨折对位的好坏，对固定、练功及骨折愈合和功能的恢复有着重要的作用。通常对复位的要求有三种。

1. 达到解剖学或接近解剖学对位

对于骨折病人，要尽力通过手法整复，达到解剖学或接近解剖学对位。所谓解剖学或接近解剖学对位，即骨折经整复后，所有的移位完全或接近完全被矫正。对位对线完全良好或接近完全良好，愈合后能够完全恢复原有功能。

2. 功能对位

对于较复杂的骨折或不稳定性骨折，经手法整复不能达到解剖学或接近解剖学对位时，要争取达到功能对位。所谓功能对位，即指骨折整复后，重叠、旋转、成角、分离移位得到矫正，肢体力线正常，长短相等，仅存有侧向移位，但移位范围不能超过骨干直径的1/3，干骺端部位的骨折，侧向移位范围不能超过

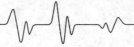

骨端直径的 1/4。骨折愈合后，肢体功能可以恢复到满意程度，不影响工作及生活上的需要。

3. 一般对位

对于老年或体弱及有慢性疾病人，骨折后对位差点是可以的。骨折愈合后，虽有轻度畸形，只要关节活动好，能够自生活理即可。儿童伤员因塑形力强，要求标准与成人不同，如股骨肱骨干骨折，可允许成角移位 15°，旋转移位 5°，重叠移位 2cm 以内。

三、手法复位方法

1. 解除疼痛

应用麻醉可以消除疼痛、解除肌痉挛。最好用局部麻醉或神经阻滞麻醉，儿童可用全身麻醉。

2. 肌松弛位

待麻醉完成后，将患肢各关节置于肌松弛的位置，以减少肌肉对骨折端的牵引力，有利于复位。

3. 对准方向

将远侧骨折端对准近侧骨折端所指的方向。因近侧骨折端的位置不易改变，而远侧骨折端因已失去连续，故可使之移动。

4. 拔伸牵引

即加以适当的牵引力及对抗牵引力。在伤肢远端，沿其纵轴施行牵引，矫正骨折移位。牵引时，必须同时有对抗牵引，并稳定近折端。根据骨折移位情况施行不同拔伸手法，以矫正短缩移位、成角移位或旋转移位。（如图 9-7 所示）

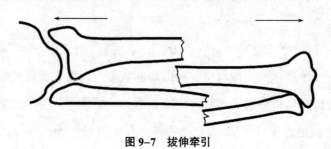

图 9-7　拔伸牵引

5. 手摸心会

在拔伸牵引后，术者参考 X 线片所示的移位，用两手触摸骨折部，体会骨折局部情况，以决定复位手法。

6. 反折、回旋

横骨折具有较锐的尖齿时，单靠手力牵引不易完全矫正短缩移位，可用反折手法。术者两拇指抵压于突出的骨折端，其余两手四指重叠环抱下陷的另一骨折端，先加大其原有成角，两拇指再用力向下挤压突出的骨折端，待两拇指感到两断端已在同一平面时，即可反折伸直，使断端对正。

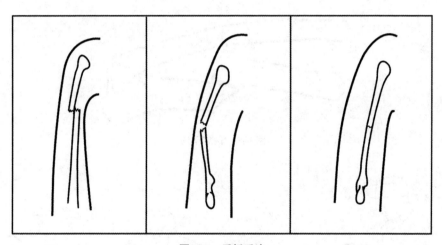

图 9-8　反折手法

回旋手法可用于背向移位，又称背靠背的斜骨折（即两骨折面因旋转移位而反叠）。需先判定发生背向移位的旋转途径，然后施行回旋手法，循原路回旋复位。

7. 端提、捺正

前臂骨折短缩、成角及旋转移位矫正后，要矫正背、掌侧方移位，可用端提手法。操作时在持续手力牵引下，术者两手拇指压住突出的远端，其余四指捏住近侧骨折端，向上端提。内、外侧方移位，可用捺正手法，使陷者复起，突者复平。

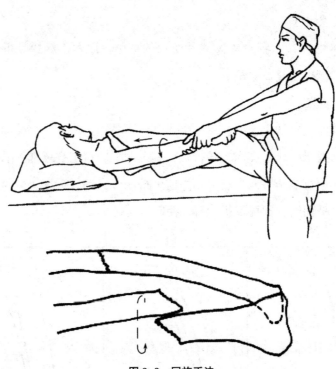

图 9-9　回旋手法

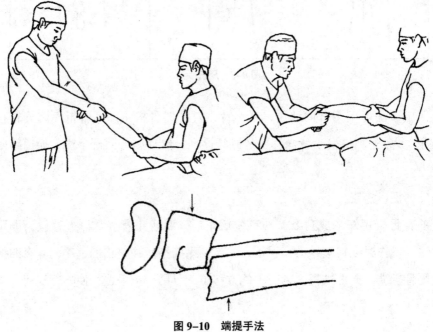

图 9-10　端提手法

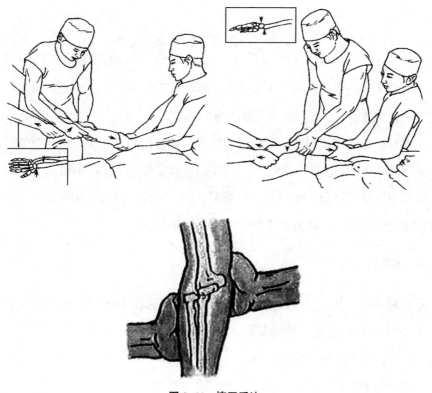

图 9-11　捺正手法

8. 扳正

尺骨、桡骨骨折及掌骨、跖骨骨折时，骨折端因成角移位及侧方移位而互相靠拢时，术者可用两手拇指及食指、中指、无名指，分别挤捏骨折处背侧及掌侧骨间隙，矫正成角移位及侧方移位，使靠拢的骨折端分开。青枝骨折仅有成角移位时，可用两手拇指压住角顶，其余四指分别扳折远近两骨折端，即可矫正。

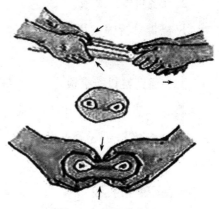

图 9-12　扳正手法

第三节　小夹板固定技术

小夹板固定技术是我国广大医务工作者经过不断实践、逐步改进的结果，目前已成为骨折外固定技术中较常用的方法。

小夹板固定适用于四肢长管骨闭合性骨折，包括肱骨骨折、尺桡骨骨折、股骨骨折、胫腓骨骨折和踝部骨折等。应用时只固定骨折部位而不包括上下两个关节，恰当地解决了"静"和"动"、"局部"和"整体"的对立统一关系，既能保持骨折部位的固定，又能使骨折两端关节适当地活动。

一、夹板类型

小夹板可用木板、竹片或树皮作材料，根据伤肢长度和肢体形状制成。厚度一般为 3mm，四边刨光，棱角修圆，肢体面衬以毡垫，外包纱套。小夹板因应用部位不同而有不同的规格和形状。

1. 肱骨骨折夹板

肱骨骨折固定用的小夹板，1 号夹板在外侧，2 号夹板在前侧，3 号夹板在后侧，4 号夹板在内侧。

2. 尺桡骨骨折夹板

尺桡骨骨折固定用的小夹板，1 号夹板在背侧，2 号夹板在掌侧，3 号夹板在尺侧，4 号夹板在桡侧。

3. 桡骨远端骨折夹板

桡骨远端骨折固定用的小夹板，1 号夹板在背侧（到掌骨头部），2 号夹板在掌侧（到腕关节），3 号夹板在桡侧（到第 1～2 掌骨），4 号夹板在尺侧（到尺骨小头）。

4. 股骨骨折夹板

股骨骨折固定用的小夹板，1 号夹板在外侧，2 号夹板在内侧，3 号夹板在后侧，4 号夹板在前侧。

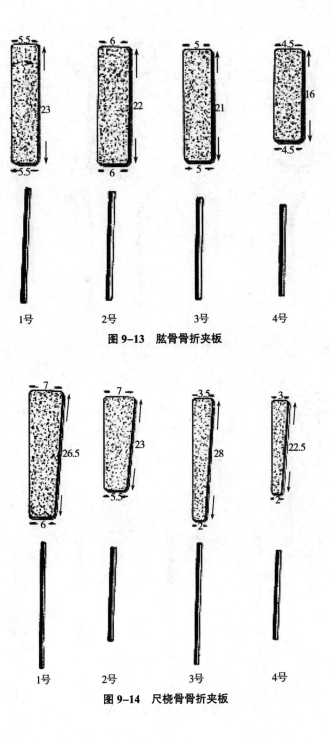

1号　　2号　　3号　　4号

图 9-13　肱骨骨折夹板

1号　　2号　　3号　　4号

图 9-14　尺桡骨骨折夹板

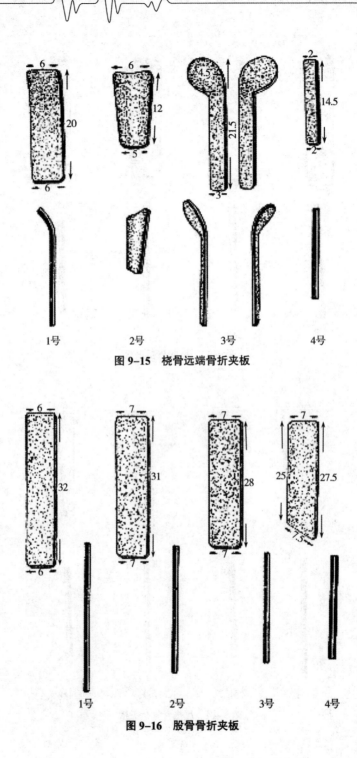

图 9-15　桡骨远端骨折夹板

图 9-16　股骨骨折夹板

5. 胫腓骨骨折夹板

胫腓骨骨折固定用的小夹板，1 号夹板在后侧，2 号夹板在外侧，3 号夹板在内侧，4 号、5 号夹板在前侧（胫骨的两侧）。

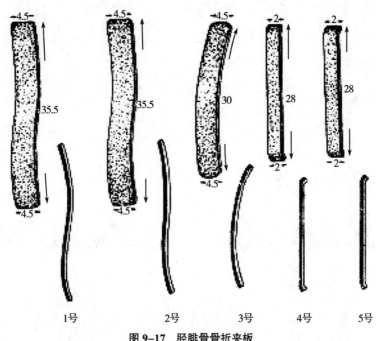

图 9-17　胫腓骨骨折夹板

6. 踝部骨折夹板

（1）内翻骨折　1 号夹板在内侧，2 号夹板在外侧。

（2）外翻骨折　1 号夹板在外侧，2 号夹板在内侧。

二、小夹板放置方法

1. 骨折用手法复位后，用绷带松松地缠绕 2～3 圈。

2. 放置压力垫

将选好的压力垫（压力垫是用多层软纸或棉纸叠成不同形状的垫子，用于纠正骨折移位或维持已复位骨折的对位）准确地放在肢体的适当部位，用胶布固定。

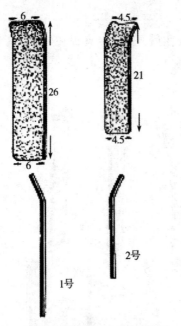

图 9-18　踝部骨折夹板（内翻骨折）

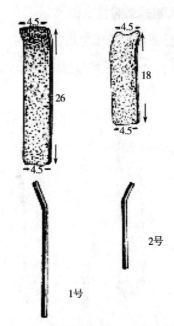

图 9-19　踝部骨折夹板（外翻骨折）

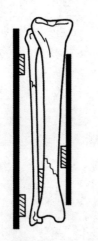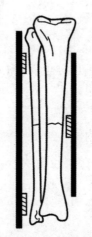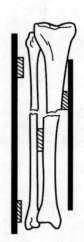

图 9-20　压力垫示意图

3. 放夹板

按各个骨折的具体要求，依次放好夹板，由助手托住加以固定。

4. 捆绑布带

共捆四道。先捆中间两道，后捆近、远两端。各捆两周，打活结固定。捆绑时两手用力要均匀。

三、小夹板固定注意事项

1.抬高伤肢，观察肢体血循环情况（颜色、感觉、肿胀等，加压垫部位有无剧痛）。

2.调整布带，一般在复位固定后 3～4 天内，损伤部位因静脉回流受阻，肿胀加重，夹板内压力增大，可能发生组织变性或坏死，应每天检查布带一次，防止有过紧现象发生，大体上以保持布带能上下活动 1cm 左右为宜。

3.同时检查小夹板的位置有无移动，是否影响关节活动，要及时进行必要的调整。

4.定期进行骨折对位情况的 X 线检查，如有断端移位或压力垫移动，都应随时纠正。

5.及时指导伤员进行功能锻炼，充分发挥伤员的主观能动性，并使伤员自己认识到功能锻炼的重要性。

第四节　石膏绷带

适用于骨关节损伤及术后的外固定。优点是能够根据肢体的形状塑形，易于达到三点固定的治疗原则，固定可靠，护理方便，便于长途运送。缺点是较沉重，透气性及 X 射线透光性差。一般需超过骨折部的上下关节，可导致关节僵硬。

一、适应证

1.小夹板难于固定的某些部位的骨折，如脊柱骨折。

2.开放性骨折清创缝合术后，创口尚未愈合，软组织不宜受压，不适合小夹板固定者。

3.病理性骨折。

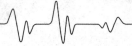

4. 某些骨关节术后，需较长时间固定于特定位置者，如关节融合术。

5. 为了维持畸形矫正术后的位置者。

6. 化脓性骨髓炎、关节炎，用以固定患肢，控制炎症。

二、禁忌证

1. 确诊或怀疑伤口有厌氧菌感染者。

2. 进行性浮肿病人。

3. 全身情况恶劣，如休克病人。

4. 严重心、肺、肝、肾等疾病病人及孕妇、进行性腹水病人禁用大型石膏。

5. 新生儿、婴幼儿不宜长期石膏固定。

三、操作技术

（一）浸泡石膏绷带方法

用水桶或面盆盛以温水（40～42℃，以手试之，不烫即可），将石膏绷带轻轻平放于桶内，使其全部浸透，卷内气泡全部排出后，双手握石膏绷带卷两端缓缓与水面平行取出。用双手向石膏绷带卷中央轻轻对挤，挤去多余水分即可使用。不可用双手拧石膏卷，以免石膏浆过多流失，影响固定效果。

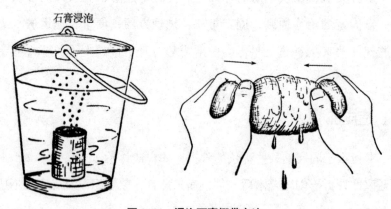

图 9-21 浸泡石膏绷带方法

（二）衬垫

石膏无弹性，如不垫以衬垫，就易引起组织压伤。一般而言石膏覆盖的部位都应覆以衬垫，在骨隆突处和软组织稀少处尤应加厚。常用衬垫有棉织套筒、棉纸、棉絮垫等。

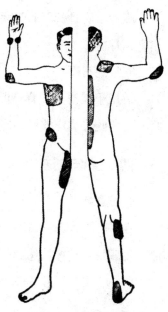

图 9-22　衬垫覆盖部位

（三）固定时应使肢体关节所处功能位置

1. 手与腕关节

（1）拇指对掌位。

（2）其他手指与拇指成对掌位。

（3）整个手的功能位即掌指关节轻度屈曲，手指分开，各指间关节稍许弯曲，拇指内旋正对食指，呈握球姿势。

（4）腕关节背屈 15°～30°，向尺侧偏斜约 10°（在桡骨下端骨折有移位时），如执笔姿式。

（5）前臂呈中立位。

2. 肘关节

屈曲 90°。

3. 肩关节

上臂外展 50°～70°，肩关节前屈 40°，外旋 15°～20°，肘关节屈 90°；前臂轻度旋前，使拇指尖对准病人鼻尖，石膏包扎后称"肩人字石膏"。

4. 踝关节

中立位足背伸 90°，与小腿成直角。

5. 膝关节

屈曲 5°～10°，幼童可伸直位。

6. 髋关节

根据性别、年龄、职业不同稍有变动，一般外展 10°～20°，屈曲 10°～15°，石膏包扎后称"髋人字形石膏"。

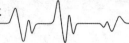

7. 石膏背心

腹侧自胸骨柄至耻骨联合，背面自肩胛以下至骶骨部，两侧自肩关节以下开始直到骨盆。

8. 蛙式石膏

适用于婴幼儿发育性髋脱位（即先天性髋脱位），施行关节复位术后的外固定。两侧髋关节均外展外旋并屈膝 90°。

四、操作方法

1. 石膏托

在平板上按需要将石膏绷带折叠成需要长度的石膏条，置于伤肢的背侧或后侧，用绷带卷包缠，达到固定的目的。上肢一般在伸面，下肢置于屈面。上肢一般 10 ～ 12 层，下肢一般 12 ～ 15 层。其宽度应包围肢体周径的 2/3。

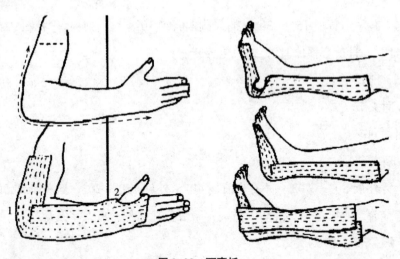

图 9-23　石膏托

2. 石膏夹板

不适宜立即行管型石膏固定的骨与关节损伤和伴有软组织肿胀的病人，或不需要管型石膏固定的病人，如骨折内固定手术后的辅助外固定，可采用石膏夹板。按石膏托的方法制作两条石膏带，分别置贴于被固定肢体的伸侧及屈侧，用手抹贴于肢体，绷带包缠。

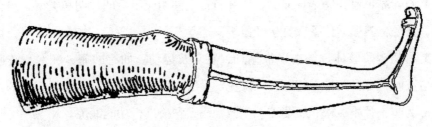

图 9-24　石膏夹板

3. 石膏管型

是将石膏条带置于伤肢屈伸两侧，再用石膏绷带包缠固定肢体的方法。

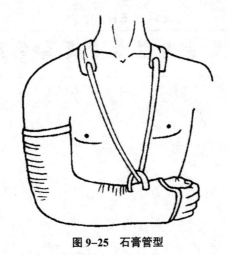

图 9-25　石膏管型

小腿管型石膏：在小腿背侧放上石膏托，用石膏绷带缠绕。

4. 躯干石膏

是采用石膏条带与石膏绷带相结合形成一个整体包缠固定躯干的方法。

五、注意事项

1. 要平整，切勿将石膏绷带卷扭转再包，以防形成皱折。

2. 塑捏成形，使石膏绷带干硬后能完全符合肢体的轮廓。

3. 应将手指、足趾露出，以便观察肢体的血液循环、感觉和活动功能等，同时有利于功能锻炼。

4. 石膏绷带包扎完毕抹光后，应在石膏上注明包石膏的日期和类型。如有创口的，需要将其标示位置或直接开窗。

5. 密切观察肢体远端的血液循环、感觉及运动。如有剧痛、麻木及血运障碍，应及时将石膏绷带纵行剖开，以免发生缺血性肌挛缩或肢体坏死。

6. 为防止骨质疏松和肌萎缩，应鼓励病人积极进行功能锻炼。

六、石膏固定范围

如表 9-1 所示。

表 9-1　石膏固定范围

骨折部位	手指	手掌	腕关节	前臂	肘关节	上臂	肩关节	胸部	腰部	骨盆	髋关节	大腿	膝关节	小腿	踝关节	足部	足趾	固定时间
手指	△	–	–	–														4～5周
手掌	–	△																4～6周
腕关节	–	–	△	–	…	…												
前臂		–	–	△	–													8～12周
肘关节		–	–	–	△	–	…	…										
上臂			–	–	–	△	–	…										8～12周
肩关节		…	–	–	–	△												
胸椎						–	△	–										10～12周
腰椎						–	–	△	–	–								10～12周
骨盆							–	△	–									6～8周
髋关节							–	△	–	–	–	–						

续表

骨折部位	手指	手掌	腕关节	前臂	肘关节	上臂	肩关节	胸部	腰部	骨盆	髋关节	大腿	膝关节	小腿	踝关节	足部	足趾	固定时间
大腿									–	–	–	△	–	–	–			10～12周
膝关节										…	…	–	△	–	–			
小腿												–	–	△	–	–		10～12周
踝关节														–	△	–		6～8周
足部															–	△	–	6～8周
足趾															–	–	△	6～8周

注："△"代表骨折部位，"–"代表固定范围，"…"代表必要时增加固定的部位。

第五节　封闭注射技术

封闭注射技术是将特定的药物直接注射于腱鞘、穴位、压痛点、关节囊、关节腔、肌筋膜、滑囊、病灶周围、神经干等病变局部，通过消炎、止痛、解痉、活血等作用，在病变局部发挥治疗作用，以消除局部炎性水肿，促进炎症吸收，并缓解肌肉痉挛以达到止痛效果的一种治疗方法。

一、适应证

顽固性躯体性疼痛，经过药物、理疗、手法等保守治疗无效的病人，主要包括：神经痛与神经炎、骨关节和软组织（肌肉、肌腱、韧带、腱鞘）损伤及炎症、头痛等。

二、禁忌证

注射局部感染或皮肤破损、全身感染未控制、明显出血倾向、病情危重或不

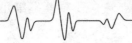

稳定、肾上腺皮质激素应用的禁忌情况。孕妇及哺乳期妇女慎用。

三、注射药物

常用的是肾上腺皮质激素和局部麻醉剂（强的松龙、普鲁卡因或利多卡因）等消炎止痛药。

四、注射类型

1. 痛点注射

将药物注射到疼痛部位的肌肉、筋膜间隙、腱鞘、肌腱周围等。

2. 神经干、神经节或神经丛阻滞

常用臂丛神经、坐骨神经、肋间神经、星状神经节、半月神经节、胸腰交感神经阻滞、腹腔神经丛阻滞等。

3. 椎管内阻滞

包括蛛网膜下腔、硬脊膜外腔和骶管阻滞。除注射局麻药和肾上腺皮质激素外，还可以注射镇痛药物，如吗啡等。

4. 关节腔注射

可以在注射前进行关节冲洗，再注入局麻药和肾上腺皮质激素等。

五、具体操作

向病人充分说明治疗目的和需要病人配合的注意事项。病人需要保持身体放松，避免饱餐和空腹。充分暴露穿刺部位，确定和标记穿刺点。抽取注射药物：封闭最常用的药物是强的松龙加盐酸普鲁卡因或盐酸利多卡因，小范围封闭用强的松龙 25 ～ 50mg 加等体积的 1% ～ 2% 盐酸普鲁卡因或 2% 盐酸利多卡因。大范围如肩周炎的封闭治疗用强的松龙，每次可用 125mg，1% ～ 2% 盐酸普鲁卡因或 2% 盐酸利多卡因 10 ～ 20mL。局部按无菌原则常规皮肤消毒。穿刺注射部位，确认针尖位置正确，回抽无血、气或脑脊液。缓慢注入预定的药物。注射完成后迅速拔出注射针，压迫局部，避免出血。

六、注意事项

1. 穿刺过程中注意病人反应，早期发现过敏或其他意外。

2. 操作者必须熟悉穿刺部位的解剖。

3. 神经干注射要避免注射入神经干内。

4. 注射不当可能造成局部出血、疼痛、损伤注射部位的血管或脏器、气胸或血气胸、神经损伤。硬脊膜外腔注射时药物注入蛛网膜下腔可导致全脊髓麻醉。少数病人可出现感染、晕针。

5. 任何部位的注射过程都不应该有明显阻力。

6. 注射室内必须备有抢救药品。

第十章　腹腔镜相关技术

第一节　腹腔镜外科的历史沿革

腹腔镜外科的历史应追溯到 20 世纪的初期。1901 年，俄罗斯圣彼得堡的一位妇产科医师 Ott 第一个利用窥阴器通过腹前壁的小切口插入腹腔并利用额镜反射光观察腹腔内脏器，称这种检查为腹腔镜检查。同年，德国的外科医师 Kelling 博士在德累斯顿用一根膀胱镜和两根套针插入狗的腹腔，并第一个用过滤空气建立气腹进行腹腔内镜的检查。他们两人将内窥镜技术用于观察腹腔内脏器的探索，开辟了腹腔镜的历史。

瑞典斯德哥尔摩的 Jacobaeus 在 1910 年第一个将腹腔镜技术运用于临床，当时他用一种套管针制造气腹，报告了对 17 例病人施行这项技术的经验和观察结果，并首次命名为"腹腔镜术（laparoscopy）"。几年后，他又报告在 69 位病人中作了 115 次检查。他是第一位描述肝脏的病理改变、转移癌、梅毒、结核性腹膜炎病变的科技工作者。

1924 年，美国堪萨斯的内科医师 Stone 用鼻咽镜插入狗的腹腔进行腹内脏器观察，他用一种橡皮胶垫圈帮助封闭穿刺套管针，以免操作中漏气。同年，亚特兰大的 Steiner 首先使用"腹腔镜检查"这一术语，由于他未发现前人如 Kelling 和 Jacobaeus 的工作，他把这种检查描述为一种"全新"的诊断方法，实际上他的技术与 Kelling 和 Jacobaeus 已报告的经验基本相似。1925 年，美国芝加哥的 Nadean 和 Kempmeier 发表了第一篇关于这种检查法的文献综述，同年英国的 Short 经过腹壁的小切口用膀胱镜观察了腹腔内脏器。德国的 Korbsch 推荐把这种检查方法扩展到其他腹内疾病。瑞士的 Steiner 称其为腹腔镜检查法。Ferver

复习了他的 50 例病人的经验，并第一个建议把原先使用的室内空气或氧气改为二氧化碳气体造成气腹，因为二氧化碳不助燃，经腹膜吸收后容易从肺部排出，以及二氧化碳一旦进入血管形成气体栓塞，在治疗方面也比空气或氧气形成的气体栓塞容易等优点。

　　Ferver 是第一位以腹腔镜施行外科手术的普通外科医师。他于 1933 年首先报告了腹腔镜下肠粘连松解术。当时他以氧气造成气腹，以电切技术松解粘连，他生动地描述到：由于氧的助燃性，当他接通电流发生腹内爆炸时看到了闪光并听到了爆炸声。当时的情景使他极度恐慌，也正是经历这次失败使他提出了一直延用至今的以不助燃的二氧化碳来造成气腹的建议。然而，这个爆炸的负面影响竟使外科医师们放弃了腹腔镜手术的研究近 50 年！尽管遭到强烈的抵制和排斥，1936 年瑞士的妇科医师 Bosch 依据德国的 Werner 医师于 1934 年以高频电凝用于剖腹输卵管绝育术的经验，进行了经腹腔镜输卵管电凝绝育术的尝试。1941 年美国的 Power 和 Barnes 也分别报告了他们类似的研究，1961 年妇科医师 Palmer 和 Mendioff 系统地报告了他们施行腹腔镜输卵管凝结术作为绝育手术方法的成功经验，并为世界所公认。从此，作为治疗手段，腹腔镜技术在妇科领域同用于盆腔疾患的诊断一样，逐渐推广，形成诊断和治疗并举的局面。

　　我国大陆腹腔镜手术开始于 1991 年初，经历了 20 多年的发展。目前全国各省级医院均有开展相应手术，不少乡镇医院也开展了腹腔镜手术，有的手术种类超过几十种。在普通外科，几乎所有的腹部外科手术都有在腹腔镜下或腹腔镜辅助下完成的报道。绝大多数三级医院，腹腔镜下手术已成为部分腹部外科疾病的常规手术方式，技术水平和国外差距不大。但有的医院仅把腹腔镜手术局限于胆囊切除或阑尾切除，虽然手术例数较多，但没有腹腔镜下缝合、打结等复杂操作的技术，不能扩大手术种类。腹腔镜手术是外科发展治疗的趋势，因此，切实提高腹腔镜手术认识和临床初步操作能力对培养年轻医师是至关重要的。

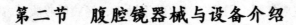

第二节　腹腔镜器械与设备介绍

一、腹腔镜

临床上常用的腹腔镜直径为 10mm，镜面视角分为 0°、30°和 45°三种。目前市场上还有光电耦合器（CCD）装在镜子头端，且可调角度的电子镜。

二、高清摄像头及数模转换器

以往腹腔镜连接摄像头图像通过模拟信号方式转换。现在，更为高端的高清摄像系统已问世，其色彩更为丰富，景深更广，可做即时高清静态或动态录像。

三、显示器

目前常用的腹腔镜系统显示器已经从模拟显示器过渡到高清数字显示器。后者是具有更高清晰度的全数字式液晶显示器，具有更高的图像解析度。

四、冷光源

冷光源可防止烫伤腹腔内脏器，其亮度可自动控制或手动调节。

五、图像存储系统

目前常用的存储介质为电脑硬盘，以计算机软件进行图像的捕捉和再处理，以满足各类教学和科研的需要。一体化手术室也已将这一系统有效地整合到设备中。

另外，腹腔镜手术中其他主要应用的设备包括高频单极与双极电凝装置、超声刀、腹腔镜超声等；常用的手术器械有电钩、分离钳、抓钳、持钳、肠钳、吸引管、穿刺针、扇形牵拉钳、持针钳、术中胆道造影钳、打结器、施夹器、各类腔内切割缝合与吻合器等。

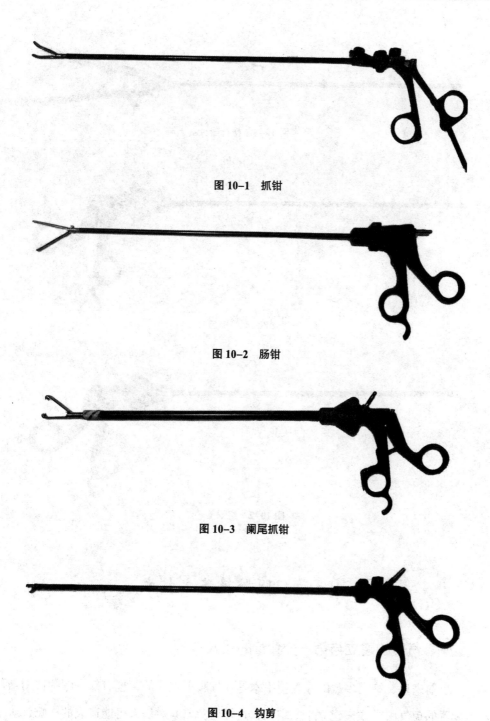

图 10-1 抓钳

图 10-2 肠钳

图 10-3 阑尾抓钳

图 10-4 钩剪

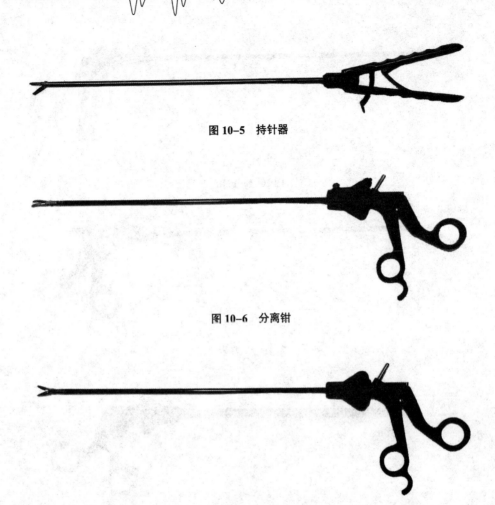

图 10-5　持针器

图 10-6　分离钳

图 10-7　组织剪

第三节　腹腔镜基本技术

一、气腹的建立与第一个套管的置入

目前来说，绝大多数的腹腔镜手术是在气腹下完成的，也有部分医师选用悬吊装置的免气腹方式来建立手术空间，这样避免 CO_2 对病人可能造成的影响，对于心肺功能较差的病人这种方式更为安全。建立气腹通常有两种方法：Hasson

法和 Veress 针穿刺法。Hasson 法是先在脐上或脐下做一小切口，逐层解剖进腹后插入套管向腹腔内注入气体，这种方法虽然较为繁琐，但不易造成盲穿时可能出现的腹内脏器损伤，尤其有下腹部手术史、门脉高压及可疑腹腔结核的病人，一般选用此法，这是目前许多国家推荐使用的方法，缺点在于相对切口较大，而且容易造成漏气。另一种较普遍使用的是特制的 Veress 针盲穿法，Veress 针具有双层结构，内鞘前端钝圆，带有弹簧装置，外鞘前端具有锐利的切割缘，低于内鞘，穿刺时内鞘前端受腹壁阻挡，内鞘缩回外鞘内，露出切割缘刺入腹壁，进入腹腔后阻力消失，内鞘重又复位高于外鞘切割缘，保护腹腔脏器不被伤及。但在腹腔粘连严重时不宜行盲穿。穿刺部位一般选择脐下或脐上缘，操作时先在腹部开一小切口，约 10mm，纵行或者沿脐弧形切口均可，左手持巾钳轻轻向上提拉腹壁，右手持 Veress 针，手掌尺侧贴近腹壁防止用力过猛，持续进针刺入腹腔，穿透腹膜时有较明显的突破感，此时应停止继续进针，介入导气管向腹腔内注入 CO_2，可行叩诊判断穿刺是否进入腹腔，一般上腹部呈鼓音，尤以肝区明显，也可以观察气腹机压力数据参考，若初始腹腔压力迅速达 10mmHg 以上，每分通气量小于 1L，说明穿刺针未完全进入腹腔，应调整位置。

气腹建立完成后，拔出 Veress 针，行腹壁戳孔，选用 10mm 套管于相同位置穿刺，由于第一个戳孔为盲穿，有一定的风险性，绝大多数戳孔引起的肠壁损伤、出血都是由于第一个戳孔操作不当。因此进行第一戳孔穿刺时，应注意让病人保持 15°角 Trendelenburg 体位，术者手掌向套管加压，食指防止套管突然无控制地进入腹腔。套管以 80°角向盆腔方向插入前腹壁。穿刺锥在持续渐增的压力下旋入，不可猛戳和猛拉。获取突破感后即停止进锥，拔除内芯，将空芯套管再向腹腔内推进少许，进入腹腔可有 CO_2 通过气孔声，接上 CO_2 导管，导入镜头，首先仔细检查整个腹腔，看有无医源性损伤，然后观察其他病理变化。如果镜头没有预热，会在温暖的腹腔内形成薄雾，可以通过使镜头轻轻与肠袢接触来提高观察镜的温度，从而去除所形成的薄雾。

二、相关并发症及防范

1. 腹膜外充气

最常见的位置是腹膜外脂肪层，最常见的原因是入针角度太平，导致针的前端停留在腹膜外。进针角度越垂直，腹膜的阻力就越小，就越不可能停留在腹膜外。可利用气腹开始时检测压力的方法来检测针尖的位置。

2. 气体栓塞

尤其是误入静脉充气时，可能发生该并发症。应仔细地检查针尖所在位置，且在开始时充气流量控制在 1L/min，这样可以降低这个潜在致死性并发症的发生率（因为 CO_2 在血流中的溶解速度为 1L/min，低于这个流量就不会发生气体栓塞）。如果出现心搏骤停，必须马上停止气腹，病人取右侧卧位，行右心穿刺，进行抢救。

3. CO_2 相关并发症

气腹常用的是 CO_2 气体，过多的 CO_2 吸收会导致心律失常的发生。如果腹内气压控制在 15mmHg 以下，就不会造成 CO_2 过度吸收。CO_2 和体液接触后会变成碳酸，高 CO_2 会引起疼痛，使得腹腔镜手术不能在局麻下进行，这也是术后疼痛的一个常见的原因。

4. 胃肠道损伤

穿刺前没有排空胃，可能造成胃穿孔，但发生率不高（0.023%），低于小肠穿孔（0.16%）。尽管小肠和脐粘连时的发生率会高一些，但没有粘连时损伤同样发生。结肠损伤不常见，但因为较晚发现所以后果较严重。套管置入前进行胃肠减压是防止结肠穿孔的重要辅助手段，因为扩张的胃将结肠向尾侧推移至脐。而不加控制的快速用力进针则是造成该并发症的最重要和最危险的因素，应当注意避免。

5. 大血管损伤

统计发现，总的发生率为 0.03%～0.09%。大血管位置、病人体位、进针位置、穿刺方向和力度都会影响到血管的损伤。在不同的病人，血管和中线的关系、血管距离中线的距离、血管分支和脐的关系及腰椎和骶岬前突情况都是不同的。病人必须采取完全仰卧位，为了避开腹部的血管，穿刺点必须正好在中线上。那些极度肥胖的病人，腹壁肥厚松软移位，无法通过脐来定位中线。较为有效的解决方法是，将脐置于剑突和耻骨联合连线上，此时脐位于正中线上。15°角的 Trendelenburg 体位可使穿刺进针时对准骶骨凹陷位置。

三、腹腔镜下止血技术

1. 单极电凝

单极电凝的原理是应用电流产生的电磁波引起组织细胞干燥结痂达到止血目的。其缺点是电凝产生的烟雾会影响手术操作视野，电凝时产生 400℃左右的高温也会造成局部组织烧伤过度。现在已经开始研究带有吸引烟雾装置或喷水装置的单极电凝，以减少手术野烟雾和组织灼伤。

2. 超声刀

超声刀是应用超声频率发生器产生的机械振荡使组织中蛋白凝固而达到止血目的。超声刀不会产生烟雾和焦痂，令手术视野更加清晰；超声刀止血效果可靠，能够控制 3mm 甚至 5mm 以下的血管出血；超声刀操作温度在 50～80℃，大大减少了对组织的创伤。腹腔镜下超声刀集分离、夹持、剥离、切割、凝血等功能于一体，不用更换器械，节省手术时间。目前，超声刀已经广泛应用于腹腔镜各类手术中。

3. 氩气刀

氩气刀是应用氩气取代空气作为传导高频电流的媒介，大大提高了凝血的效率。与传统的单极电凝比较，腹腔镜下氩气刀止血具有下列优越性：①氩气气流能够将创面渗血清扫干净，保持创面干燥，有利于焦痂形成；②氩气刀产生的焦痂密度大且牢固，对创面渗血止血效果好；③氩气喷射到组织上充分隔离空气，使组织不至于炭化，同时氩气可以吸收大量热量而降低创面的温度，减少对组织的损伤。

4. Ligasure 血管闭合系统

Ligasure 血管闭合系统是另一种有效的腹腔镜手术止血设备。其工作原理是使血管壁胶原融合，从而使血管封闭。该系统可封闭 7mm 以下的血管和组织束，与经典的双极电凝相比，可以明显减轻组织热损伤。

四、腹腔镜下的分离与切开技术

组织分离是腹腔镜手术中重要的步骤，正确分离能够保持组织解剖结构清楚，减少手术创面出血。腹腔镜下手术分离组织时，只能借助于手术器械，一旦操作不当，容易造成组织损伤和创面渗血。因此，腹腔镜下的分离更加强调解剖层次。组织分离与切开的主要方法有电凝切割、剪刀锐性剪开、超声刀凝固切割、分离钳钝性分离、高压水注分离等。

五、腹腔镜下的缝合技术

腹腔镜下缝合是腹腔镜手术中相对难度较高的操作技术，术者往往需经过一定时间的体外训练和手术实践才能熟练掌握。传统手术的缝合技术和缝针、缝线同样可以在腹腔镜下应用，缝针通过穿刺套管鞘进入腹腔后，用持针器夹住缝针，然后用分离钳提起组织进行缝合，缝线打结方法有腔内打结与腔外打结两种。

六、腹腔镜下的标本取出技术

腹腔镜手术切除的标本取出时，若操纵不当会延长腹腔镜手术的时间，若是恶性肿瘤标本还可能引起腹腔内和腹壁上的种植和播散。一般来讲，小于或略大于套管鞘的标本可以直接从套管鞘内取出；较大的标本可将操纵孔扩大后再取出标本；巨大良性病变标本，可借助器械或组织粉碎机将组织"粉碎"后从套管鞘内取出，亦可作一小切口直接取出组织。当然，条件允许的情况下最好将标本放入塑料标本袋后再用上述方法取出标本；恶性肿瘤的标本取出时必须使用标本袋，以免造成肿瘤腹腔内播散和切口种植。

第四节　腹腔镜常见手术介绍

一、腹腔镜下胆囊切除术

（一）适应证

1. 有症状的慢性胆囊炎/胆石症应首选腹腔镜胆囊切除术。

2. 胆石症急性胆囊炎发作、非结石性急性胆囊炎应尽可能在 72 小时内进行腹腔镜胆囊切除术。

3. 无症状胆石症合并糖尿病、接受免疫抑制治疗、巨大结石（> 2cm）、多发性结石等病人、胆囊癌高危人群等情况可以选择腹腔镜胆囊切除术。

4. 胆区疼痛病人即使没有确切的胆囊炎依据，若存在胆囊收缩障碍、胆囊排空不全，可以酌情选择腹腔镜胆囊切除术。

5. 胆囊结石合并胆源性胰腺炎应该在胰腺炎控制后早期行腹腔镜胆囊切除术。胆囊息肉 > 1cm，或短期内进行性增大者，或有胆囊炎症状者，可以选择腹腔镜胆囊切除术。

6. 术中发现胆囊–十二指肠瘘或胆囊–结肠瘘，应根据局部解剖情况和术者的手术经验决定是否中转开腹手术。

7. B 超显示胆囊萎缩、胆囊不显影、胆囊壁增厚，胆总管代偿性增粗，AKP、γ–GT 等梗阻性指标增高，应该充分考虑到腹腔镜胆囊切除术的困难，必要时中转开腹手术。

8. 大部分 Mirizzi 综合征需要及早转为开腹手术，以免损伤胆总管。

（二）术前准备

详细的病史询问及专科检查，尤其是病人近期发作情况、手术史、有无胰腺炎及黄疸史等，对于手术方式选择和手术难度估计有一定帮助。

（三）手术过程

首先，腹腔镜胆道手术应做好腹腔镜和开腹手术两种准备，配备相应的手术

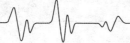

设备、器械和人员，经严格训练的手术组是保障手术安全的基本要求，最新的影像系统和手术器械是非常重要的。

1.病人体位、术者位置及套管位置有以下两种主要的术者站位及戳孔选择方法。

（1）北美 病人仰卧，取反 Trendelenburg 体位（15°角头高位），向左侧倾斜（15°～20°角），依靠重力使结肠、大网膜牵开手术区域，手术医师及持镜医师站在病人左侧，助手站于病人右侧，监视器放于病人右肩上方区域且面对术者。一般于腹中线脐上或脐下安置 10mm 瘘管、放置镜头；剑突下安置 10mm 套管，为术者右手操作孔；右肋下锁骨中线处安置 5mm 套管，为术者左手操作孔；右肋下腋前线处安置 5mm 套管，为助手操作孔。此为经典的四孔法。当然也有许多病例采用三孔法，即在腋前线处不再打孔。相比三孔法，前者术野暴露更为清晰，手术安全性更高。目前，这种体位被世界上绝大多数医师所采用。

（2）法国/欧洲 病人取半截石位，反 Trendelenburg 体位，手术医师位于病人两腿之间，持镜医师及助手位于病人左右两侧。镜头安置相同；左季肋区安置 10mm 套管，为术者右手操作孔；右季肋区安置 5mm 套管，为术者左手操作孔；上腹部安置 5mm 套管，为助手操作孔。

2.戳孔及气腹建立

根据病人腹部情况，特别是有无下腹部手术史，选择 Veress 针穿刺法或 Hasson 法建立气腹。气腹建立完成后，一般在脐下完成第一个戳孔，置入镜头，一般的胆囊切除术选用 0°镜即可，考虑手术较困难的病人可选用 30°镜以获取更好的手术视野。显示屏上显露腹腔后，首先观察腹腔，包括上腹部及盆腔，有无损伤出血及粘连情况，然后在直视下行余下三处戳孔。一般于腹中线剑突下行 10mm 戳孔为主操作孔，腹腔对应位置为肝圆韧带上方，注意戳此孔时避免损伤肝圆韧带，其内有血管走行，穿刺不慎可造成出血，并且此处不易止血。具体做法是：锥体突破腹壁后即向右方偏转，以免进入肝圆韧带。右肋缘下锁骨中线处行 5mm 戳孔，腹腔对应位置为胆囊底上方，一般为肋缘下 2cm，若行四孔法则于右肋缘下腋前线处再行 5mm 戳孔，戳此孔时方向可适度偏向头侧以方便操作。

注意戳孔之间要有适当间隔，以免手术器械在腹腔内相互干扰。

3. 胆囊切除步骤

（1）显露胆囊　一般来说，胆囊位于胆囊窝，进入腹腔后即可找到，但有部分病人的胆囊被大网膜所覆盖，需用无损伤钳拨开大网膜，显露胆囊，有些病人还存在胆囊与周围组织部分粘连，粘连对象可以是网膜、结肠、十二指肠、小肠等，此时需要分离粘连，分离时用无损伤钳轻轻提拉粘连部分的胆囊缘，注意避免直接钳夹肠管以免损伤；若是大网膜一般可用钝性分离粘连，若是肠管则可用分离钳电凝分离粘连，注意尽量靠近胆囊侧分离，并且电凝不宜太大。并不是所有粘连都要分离，不影响术野显露及操作即可。

（2）胆囊三角的显露　胆囊三角的解剖是腹腔镜胆囊切除术的核心部分，其所遵循的原则与传统开腹方式是相同的。首先是牵拉胆囊以显露胆囊三角，牵拉胆囊的方式基本有两种：①助手由腋前线孔使用无损伤钳钳夹胆囊底部，将胆囊向头侧右上方肝脏上缘方向牵拉，术者或助手由锁骨中线孔使用组织钳钳夹胆囊壶腹向外侧向上牵拉，注意牵拉壶腹时应偏向外侧，这样可以使胆总管与胆囊管呈角度，以免两者呈一直线而错误地切断夹闭胆总管，造成严重后果。②若胆囊位置较深，陷于网膜或十二指肠之间，也可由助手经腋前线孔用无损伤钳轻轻拨开网膜抵住十二指肠，注意避免伤及肠管，再由锁骨中线孔用前述相同方式牵拉壶腹，显露胆囊三角。一般来说，绝大多数病例选用第一种牵拉方式，在暴露三角方面更为清楚安全。只有在胆囊较小如萎缩胆囊，胆囊与肝脏结合紧密无法向上牵拉胆囊底部时选用后者。另外，有些病人胆囊张力较高，不易钳夹，可先行胆囊穿刺减压后再行手术操作。穿刺的方式可直接由锁骨中线戳孔，紧靠套管插入穿刺针，一般选用 Veress 针，胆囊由无损伤钳协助固定，引流胆汁后再行后续操作。此种方法简单快速，缺点是 Veress 针管腔较细，若胆汁较为黏厚或泥沙样结石容易阻塞管腔，此时可用腹腔镜剪于胆囊底部行一开口，由吸引器引流胆汁，注意避免胆汁外漏至腹腔。

（3）解剖胆囊三角　由上述方法牵拉胆囊，打开胆囊三角，注意保持一定张力，但切勿过紧以免造成胆道血管撕脱损伤。一般先向外牵拉壶腹暴露胆囊前三角，分离前首先对壶腹、肝十二指肠韧带进行仔细观察，初步判断包括壶腹形态走行及肝外胆管位置走行等，分离时从壶腹部开始，我们一般先从胆囊后三角处分离，这样可以清楚地分开胆总管及肝总管，避免解剖不清而损伤。提起壶腹胆囊管结合部上方腹膜切开，用钝性及电灼相结合方式将胆囊壶腹周围腹膜从胆囊分离，电灼时尽量提起组织，避免损伤深层组织，一些疏松的覆盖组织稍加推剥即可，一般使用带电灼的分离钳进行操作，方便钝性分离。

解剖完壶腹部，接下来就是胆囊管及胆囊动脉的处理，从壶腹部开始，切开浆膜游离胆囊管，分离时应尽量贴近壶腹，向胆囊管远端进行解剖，当靠近胆总管时，尤其是胆囊管过短的病人，避免使用电切、电凝，以免损伤胆总管、肝总管。用分离钳将胆囊管下方浆膜切开，并用分离钳从胆囊管上方插入并分离、穿透胆囊管后方结缔组织，将胆囊管完全游离，分离胆囊管有时会出现胆囊管深面的滋养动脉出血，虽然这些血管比较细小，但会导致手术野的模糊，使用电凝易损伤肝外胆道，因此，如出血少可用分离钳轻轻刮除，若出血较多，可用分离钳将整个胆囊蒂夹住，持续压迫 1～2 分钟，一般即可止血。如分离时感觉组织非常致密，有较多渗血时，应警惕是否将胆总管分离出来了。胆囊管不必全程骨骼化，游离完成后，分离钳轻轻钳夹胆囊管，确定内无结石，在靠近壶腹方向，于胆囊管近端两枚钛夹、远端一枚钛夹夹闭胆囊管，残留稍长且内无结石的胆囊管，术后不会产生什么症状。在上钛夹时，钛夹应垂直于胆囊管，钳夹时勿扭转胆囊管，注意看清末端有无其他组织，以免误夹血管及肝外胆管造成出血及胆道损伤，上完钛夹应检查胆囊管是否完全夹闭，有无遗漏，若胆囊管过粗可先切断一部分夹闭胆囊管，再上一枚铁夹将胆囊管远端完全夹闭，也可使用大号复合材料夹直接夹闭，此类型夹一般可夹闭 10mm 以内的胆囊管；若是胆囊管炎症严重，胆囊管水肿明显，可以使用圈套器双道套扎胆囊管，或用 1 号丝线在镜下结扎胆囊管远端，使其外径变细后，再用钛夹于丝线上方夹闭。腹腔镜剪离断胆囊管。在分离胆囊管时应同时注意到胆囊动脉，该动脉走行方向变异较多，有的走行于胆囊三角内，有的与胆囊管平行，有的在剖腹手术时不易清楚见到其前后分支。胆囊动脉主干在腹腔镜胆囊切除术中有意义的位置有以下几种：①走行于胆囊管后上方，这种形式最为常见，与胆囊管的距离可近可远，有的可与胆囊管紧密并行；②于胆囊管的浅面进入胆囊；③胆囊管后方，胆囊床下缘伴有胆囊血管后支；④远隔胆囊管紧贴胆囊床进入胆囊。切断胆囊管后，其后上方胆囊动脉多可直接显露，一般血管呈条索状亮白色，可区分三角区内其他结缔组织，电钩将其游离适当的距离，近、远端各一枚钛夹夹闭；钳夹时同样注意有无误夹其他组织脏器，也可只在近端上一枚钛夹，远端直接用电钩电凝切断，一般不会出血。若胆囊动脉与胆囊管前面并行，可与胆囊共置钛夹后剪断，若动脉平行于胆囊管后方，且不易分开，亦可共置钛夹，在剪断部分胆管后再次安置钛夹，以免胆囊动脉残端回缩出血。分为前、后两支的胆囊动脉并不少见，分离时有时只能看见前支，而在剥离胆囊时才能发现后支，处理时应尽量在胆囊动脉主干夹闭切断，或者分别夹闭切断前后两支，胆囊游离时注意观察有无后支存在。远隔胆囊管紧贴胆囊床进入胆囊的胆囊动脉较难发现，术前应考虑到此型胆囊动脉的存在，尤其在三角区内未见典型条索状物时，更应小心。于壶腹深面剥离时应尽量细束切断组织或用钝性推剥，将胆囊系膜尽可能多地保留在胆囊床上，以便见到条索状物后夹闭切断。另外部分胆囊动脉位于胆囊管前面或下方，也可先处理动脉后再处理胆囊管。分离胆囊管时注意不能牵拉用力过紧，以免撕脱动脉，游离时不必过度骨骼化胆囊动脉使其失去过多周围组织支持，上夹时因动脉较纤细，用力应轻柔；若胆囊动脉处理不当造成出血，但用电凝止血并不可靠，应看清出血点后钛夹夹闭，盲目地上钛夹或电凝是不可取的，极易造成严重的胆道损伤；若出血较多可先用吸引器引流并适当压迫出血位置，待出血较为缓和时再找出出血点用钛夹钳闭，并用生理盐水冲洗出血点，看清有无继续出血或其他出血点。一般来说，胆囊动脉的绝对出血量不会很大，经短时间吸引或压迫后能缓解出血状况，最后再检查胆囊管和胆囊动脉残端是否完全夹闭，有无遗漏或其他损伤。

（4）胆囊剥离　胆囊剥离分为顺行和逆行两种方法。多数情况下是根据胆囊具体情况采用顺－逆结合方式剥离胆囊，在胆囊三角处理完毕后，切断胆囊管及胆囊动脉，从壶腹部开始分离胆囊，一般由锁骨中线孔用无损伤钳牵拉胆囊壶腹部，另一把无损伤钳牵拉胆囊底部，注意向外向上侧牵拉壶腹部保持一定张力，方便电灼分离胆囊；注意勿用力过大造成胆囊破裂而胆汁外漏，可在壶腹部左右交替游离胆囊，胆囊牵拉也相应微调方向维持张力，电灼时正确的层次十分重要，过浅易分破胆囊，过深易撕裂肝组织发生出血。若胆囊床较致密时，一般可顺行剥离胆囊。胆囊床较为松弛、胆囊肿大或位置较深时，则分离顺行剥离胆囊壶腹部后，在胆囊底部开始剥离胆囊，胆囊底部系膜相对较长，分离层次容易分辨，且胆囊底部一般不易被抓持钳夹破，故分离时较为容易。当胆囊壁增厚纤维化时，亦可用剪刀锐性剪开胆囊与胆囊床。有些病人胆囊床深入肝脏面，剥离时可保留肝面部分胆囊壁，避免损伤肝脏造成出血，胆囊完全切除后残余胆囊壁黏膜电灼破坏。剥离胆囊时若胆囊床有活动性出血，应及时用电凝止血，大的活动性出血可用钛夹钳闭出血点；在胆囊床上用钛夹可能有一定困难，所以有可能的话应保留部分胆囊系膜组织于胆囊床上。分离时若损伤肝脏造成出血，出血少时可用电凝止血；若损伤位置较深，不宜用电凝深入止血，这样会损伤肝脏内血管，造成更大量的出血，遇到此种情况，可用纱布压迫出血位置，直至出血有所缓和，用电凝在表浅位置电灼止血，然后使用吸收性明胶海绵填塞于出血位置；若仍有活动性出血，用丝线腹腔镜下缝扎出血位置，一般采用"8"字缝合。若剥离时出现胆囊破裂，胆汁或胆石外漏至腹腔，应立即停止分离，无损伤钳可调整胆囊位置或钳夹破口缓解胆汁外漏，用吸引器吸引腹腔内胆汁并吸尽胆囊内剩余胆汁，一些小的结石可随胆汁一起吸出，而一些大的结石用分离钳——钳出，有些结石无法通过套管，可先拔出剑突下10mm套管，用卵圆钳夹将结石直接通过腹壁取出，用这种方法时应注意立即冲洗戳孔。若结石过大，亦可先将其置入标本袋，连同胆囊一并取出。结石残留腹腔内会造成术后脓肿、窦道形成、小肠梗阻等并发症，若残留于腹壁内会造成切口感染、迁延不愈等症状，故应尽量仔细检查，以免结石遗漏，造成相关并发症。处理完后，应用大量生理盐水冲洗，亦可术后放置腹腔引流防止术后并发症。

（5）取出胆囊及腹腔冲洗 胆囊完全剥离后，将胆囊置入标本袋，可由脐孔或剑突下戳孔取出。一般选择剑突下戳孔，用分离钳夹住标本袋开口，与套管一起轻轻拖出体外，注意避免直接钳夹胆囊管上钛夹，以免钛夹松动掉落腹腔内，胆囊颈突出体外后，用血管钳钳夹胆囊颈，缓缓旋转胆囊，一般胆囊内结石不多或体积不大时均能顺利拖出。若胆囊内结石过多或体积较大而无法取出，可切开胆囊颈，吸尽腔内胆汁，取出结石后再取出胆囊。部分胆囊内巨大结石的病人，可用卵圆钳夹碎胆囊内结石，注意避免夹破胆囊壁及标本袋使结石掉入腹腔，仍无法取出者可适当延长戳孔切口，用扩张套管或直接用剪刀撑开扩大腹壁，取出胆囊。取出胆囊后，重新置入套管，若切口扩张后可用巾钳夹闭切口两端防止漏气，直视下经锁骨中线孔用无损伤钳钝面挡开肝脏，注意勿抵在胆囊床上，另一把无损伤钳向下向内侧轻轻拨开网膜及肠管，充分显露胆囊床、胆囊管及胆囊动脉残端，生理盐水冲洗，同时检查出血及钛夹情况，有无松动。这有两个好处，其一是可减少由剥离胆囊的电灼所引起的局部高温，其二是在清澈透明的生理盐水中观察胆囊管残端及胆囊三角区是非常清晰的。若发现胆囊床渗血或胆汁渗漏（迷走胆管），可用电钩电灼胆囊床，再用生理盐水冲洗。

（6）腹腔引流及关闭戳孔　一般情况下不用放置引流管，特殊情况可在胆囊窝放置单腔或双腔负吸引流管，具体根据术中情况决定。一般以下情况建议放置引流管：术中胆囊破裂，有大量胆汁或结石外漏至腹腔；术中渗血较多；胆囊炎症明显，手术创面较大；胆囊三角处理不满意。放置引流管一般由剑突下进入腹腔，再由锁骨中线孔引出，直视下将引流管置于胆囊窝 Winslow 孔处。拔去 CO_2 导管，开放套管阀门，轻轻按压腹部以便 CO_2 排出体外，尽量放尽腹腔内气体，可减轻术后病人的不适。直视下移去套管，注意观察戳孔处有无渗血入腹腔。对于剑突下及脐部较大的戳孔，需做筋膜缝合，一般用 4 号丝线行腹直肌鞘关闭，间断或 "8" 字缝合皆可，注意勿有遗漏以免术后切口疝发生。有时戳孔深面会有出血，可用电凝或缝扎止血，其余两孔不必行筋膜缝合。缝合皮肤切口时，可采用可吸收线行皮内缝合，这样更能体现微创手术美容的效果，对于两个 5mm 的戳孔也可不行缝合而直接以创粘胶对齐拉紧即可。

4. 术后处理

病人于苏醒室清醒后返回病房，常规 6 小时平卧并禁食，6 小时后病人可进食流质并下床轻微活动。对于普通的腹腔镜胆囊切除术后病人除了术中及术后当天常规行预防性抗生素静滴，不必再行抗感染治疗；一些胆囊存在严重炎症的病人术后除了放置引流管外，可适当行抗生素治疗，一般不超过 2 天。病人术后第 2 天即可进食半流质。对于未放置引流管的病人，术后第 2 天即可出院；对于放置引流管的病人，观察引流量及性状，一般可在术后第 2 天拔去，拔管后若无不适，当天或第 2 天即可出院。

5. 并发症和处理

（1）胆管损伤　胆管损伤主要由于手术中设备欠佳、图像显示不清、不能正确辨认出胆总管和肝总管、过分自信不能及时中转开腹和热力烧伤所致。因此，熟悉胆道系统正常解剖和可能发生的变异情况是避免胆管损伤的基础；从后三角开始解剖胆囊三角和紧贴胆囊解剖胆囊管是避免腹腔镜胆囊切除术中胆道损伤的前提；在胆囊管和胆囊床之间分离出清晰的手术视野并明确胆管结构后使用钛夹是避免胆管损伤的关键；解剖困难时及时地中转为开腹手术是预防胆道损伤的保障。

胆管损伤的诊治：临床上胆管损伤的检查和诊断可以采用 ERCP（经内镜逆行胆胰管造影）、CT（电子计算机断层扫描）、PTC（经皮肝穿刺胆道造影）、放射性核素扫描、B 超（B 型超声多谱勒仪）等特殊方法进行进一步检查。如果发生胆管的损伤，术中的及时发现和处理是最重要的，手术方式应根据胆管损伤情况决定，但是手术应尽可能避免胆管的端端吻合。如果术中未发现胆管损伤而在术后迅速出现脓毒症，则应该先引流胆汁以控制全身性的感染，而不是马上行胆道重建术。

（2）胆瘘　腹腔镜胆道手术中各种肝外胆管的损伤和操作不当都会产生术后胆漏。腹部疼痛往往是绝大多数胆漏最早产生的症状。一旦怀疑有胆管损伤或胆漏，临床上通常可以采用 ERCP、CT、PTC、放射性核素扫描、B 超等特殊方法进行进一步检查。随着 ERCP 技术的不断成熟和发展，对怀疑有胆管损伤的病人一般首选 ERCP。因为它既可作为诊断手段，又可以治疗胆管残余结石及胆管狭窄等。

（3）出血

①戳孔出血：一般术者查及活动性出血随套管滴入腹腔内手术野中而发现戳孔出血。首先在做皮肤切口时应注意避免过深，以免损伤深部细小胆管；在进套管锥时也会引起血管损伤。对于戳孔出血，可适当倾斜套管压迫出血点，若压迫无法止血可在出血点附近注射肾上腺素，若出血较多需要拔去套管减压后行缝扎止血，再于直视下小心置入套管。

②钝性分离胆囊或肝脏上的粘连时伤及大网膜上的血管：分离时应拉开胆囊使用电凝锐性仔细分离粘连，分离时尽量靠近胆囊一侧。

③胆囊三角出血：细致准确地分离三角区域并正确辨认胆囊动脉夹闭血管是操作的关键，上钛夹时应认清远端有无误夹其他胆道及血管，一旦出血，经验丰富的医师可迅速夹住胆管断端，并及时用电凝止血；若在术野被出血浸没之前仍没有找到出血点，可先松开牵引着的胆囊，轻轻压迫出血点缓解出血，防止手术野模糊，或直接大把夹住胆囊蒂，随即立即用吸引器吸尽术野中的积血，辨认出血管并用钛夹夹闭。

④胆囊筋膜出血：应立即停止剥离胆囊，以免出血继续影响术野，由助手适当牵引胆囊，术者用吸引器清理出血位置，同时用电钩电灼出血位置，一般均可止住。

⑤胆囊床及肝脏出血：分离胆囊时应尽量靠近胆囊一侧，用电钩背面较钝一侧分离，若胆囊炎症粘连明显，可保留适当肝脏面胆囊壁并电灼破坏粘膜。一旦发生肝脏面出血，如只有一点时，则将电灼调到最大，用非接触方式，火花电灼出血点，一般均可止住，如两次尝试尚有持续出血，则切记不要再盲目止血，而应该放入纱布压迫止血，一般要压迫 5 分钟以上，出血停止后，将吸收性明胶海绵或可吸收止血纱布置入胆囊床，并外覆纱布再次压迫，直至无出血后放置引流管即可。

（4）胆囊破裂　一般发生于急性胆囊炎剥离胆囊时，若胆囊扩张或炎性反应明显，应事先行胆囊穿刺减压，牵拉胆囊时维持一定张力即可，电灼分离相对危险区域时采用点触法，轻轻切开表面粘连组织即可，依靠张力分离胆囊。一旦产生破裂应立即采取相应措施处理。

二、腹腔镜下阑尾切除术

（一）适应证

1. 右下腹急腹症怀疑为急性阑尾炎，尤其是绝经前妇女，需排除其他疾病。

2. 慢性阑尾炎和慢性右下腹痛的病人。慢性右下腹痛的病因包括慢性阑尾炎、慢性盆腔炎、慢性附件炎、子宫内膜异位症、肠憩室炎、克罗恩病、肠结核等。在术前，慢性右下腹痛的病因很难明确，通过腹腔镜可全面地观察阑尾、盆腔、附件和腹腔其他脏器的情况，防止不必要的阑尾切除。

3. 阑尾炎穿孔不是该手术的绝对禁忌证。研究资料表明，具有丰富的传统手术经验和熟练的腹腔镜技术的医师完全可以胜任此项手术。而且腹腔镜手术时能更好地探查并进行更有效的冲洗。

此外，对于患有急性阑尾炎的妊娠妇女，是否可采用腹腔镜阑尾切除术还有待临床研究。有研究者发现在妊娠前 6 个月进行该手术是安全的，此后由于子宫增大高出脐水平，从而影响腹腔镜手术的操作空间。对于怀疑有阑尾炎的儿童病人，腹腔镜阑尾切除术同样适用。为保证手术的安全性，需要外科医生的参与和配备特殊的儿科腹腔镜器械。

下列情况则建议不要轻易选择腹腔镜手术：

1. 有腹部手术史或患有其他疾病可能导致腹腔严重粘连者。

2. 伴有心肺等重要脏器疾病无法耐受全身麻醉者。

3. 膈疝病人。

4. 6 个月以上的妊娠妇女。

5. 阑尾周围脓肿、阑尾包块、合并严重腹膜炎及严重全身感染的急性阑尾炎者。

6. 其他不适合腹腔镜手术或阑尾切除术的情况。

（二）手术方法

1. 体位与戳孔选择

病人采取 Trendelenburg 位，手术台向左倾斜 10°～ 20°角。监视器一般置于病人右侧。建立气腹压力至 12 ～ 15mmHg。脐孔处行戳孔，置入套管。放入腹腔镜镜头，探查腹腔。如病人既往有腹部手术史，考虑有腹腔粘连，应采用开放式方法建立气腹，在直视下置入套管后再充气建立气腹。在左下腹和右下腹各置入一个 5mm 套管，置入器械帮助暴露和探查。

2. 腹腔探查

仔细检查回盲部、盆腔、大小肠和腹腔内其他部位，以排除腹腔内其他急腹症。沿盲肠的三条结肠带找到阑尾，明确阑尾炎症及范围。

3. 阑尾系膜和根部处理

用无创抓钳或者 Babcock 钳夹住阑尾头部和系膜向上提起，用分离钳电灼或超声刀分离系膜至阑尾根部；于根部用圈套器双道结扎，如阑尾粗大亦可用 Endo-GIA（腔镜直线型切割吻合器）在根部闭合切断阑尾，用电凝烧灼阑尾残端黏膜。亦可在游离阑尾后，将阑尾从套管中拉出至体外，在体外进行根部结扎及切断。这样的手术是非常简单、方便、经济的。

4. 阑尾取出

阑尾取出方式很重要。如果阑尾较小，可以通过 10mm 套管取出，如果阑尾较大或已发生坏疽、穿孔，则应将阑尾放入标本袋中取出。原则上应避免阑尾和腹壁切口接触，防止切口感染。

5.用生理盐水冲洗手术野，再次检查阑尾残端，明确无出血后释放气腹，关闭切口。如遇阑尾穿孔或局部炎症严重、渗出较多，可放置引流管。

其他手术方式：部分体形较瘦的病人，可以采用双孔穿刺腹腔外技术切除阑尾，因为此类病人的阑尾和盲肠活动度较大。第一穿刺孔仍在脐孔处，用来放置腹腔镜进行观察，第二穿刺孔选择在右髂窝阑尾根部水平。阑尾头部及系膜用抓钳抓住，拖入 10mm 套管，释放气腹，将套管连同抓钳一起拉出腹壁，这样阑尾就被游离到腹腔外。然后同传统手术方法将阑尾切除。需注意切口污染问题。回纳盲肠，重新建立气腹，检查手术野，关闭穿刺孔。

（三）腹腔镜阑尾切除术并发症

1. 术中周围脏器损伤

除了手术中解剖分离不当所造成的肠管损伤外，在建立气腹过程中、穿刺过

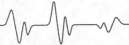

程中会造成肠管戳裂伤，或腹腔大血管的穿刺破裂。此类并发症多发生在腹腔有粘连、病人体形瘦小或术者操作不当的情况下。对于既往有腹部手术史、腹腔有粘连或部分急性阑尾炎并发肠麻痹的病人，建议采用开放式方法建立气腹。术中一旦出现脏器损伤，多数情况应中转开放手术进行处理。

2. 切口感染

与传统手术相比，腹腔镜阑尾切除术后切口感染发生率要低得多。这主要是由于手术中阑尾是经套管或放入标本袋中取出，避免与腹壁切口接触。此外由于不缝合腹壁穿刺孔的腹膜，腹壁切口内的渗出得以向腹腔内引流。当戳孔处出现感染时，应及时拆除缝线，引流伤口。

3. 腹腔出血

术中未妥善处理阑尾系膜，或者结扎线松脱、钛夹的滑落会引起腹腔出血。术中不建议用电凝器简单处理阑尾系膜血管，建议采用钛夹夹闭或丝线结扎。采用超声刀处理阑尾系膜是安全可靠的，超声刀切断后的血管残端发生蛋白变性，不会像电凝处理后那样发生焦痂脱落而出血。

4. 腹腔脓肿

在腹腔镜手术中，此发生率低于传统手术，因为腹腔镜手术中暴露充分，手术野冲洗彻底。对已发生的腹腔脓肿经明确后，根据脓肿大小、部位采取相应的处理。一般情况下，可进行抗感染、支持、局部理疗等治疗。若上述治疗无效，可作B超引导的穿刺引流或腹腔镜引流。原则上，无须开腹手术引流。

5. 阑尾残端瘘

是阑尾切除术后的一种严重并发症。多因阑尾根部水肿、坏疽、穿孔，使结扎线脱落或阑尾残端处理不充分所致。对于阑尾根部穿孔、坏疽的病人，通过腹腔镜无法满意地处理时，应及时中转开腹手术。

腹腔镜特有的并发症：

①穿刺损伤：包括肠管损伤、腹腔大血管损伤等。

②气体栓塞。

③穿刺孔疝。

④二氧化碳蓄积症：表现为口唇、手足麻木及腰背、肩部放射痛等。

第十一章　妇科基本技术

第一节　妇科检查

妇科检查又称盆腔检查，包括外阴、阴道、宫颈、宫体及双侧附件区的视诊、双合诊、三合诊和肛诊，以便了解女性内外生殖器的情况。

一、基本要求

1. 检查前告知病人妇科检查可能引起的不适，消除病人紧张情绪。
2. 检查前排空膀胱，必要时导尿；当日未排便者应排便或灌肠后检查。

二、物品准备

一次性垫单、无菌手套、不同型号的窥具和润滑剂、宫颈刷和标本瓶、玻片和滴剂瓶、阴拭子、空白标本瓶和 40% 甲醛溶液。

三、操作方法

1. 体位

病人取膀胱截石位。臀部置于台缘，头部略抬高，两手放于身旁，放松腹肌。检查者面向病人，站在病人两腿之间。不能搬动的危重病人，可在病床上检查。

2. 外阴部检查

（1）观察和触诊外阴结构，组织的色泽、质地，有无异常赘生物等。

（2）分开小阴唇，显露阴道前庭，观察尿道口和阴道口。

（3）对于出现盆腔整齐脱垂和有漏尿症状的病人，检查时指示病人用力向下

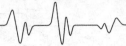

屏气，观察有无阴道前后壁脱垂、子宫脱垂或尿失禁等体征。

3. 阴道窥器检查

（1）放置窥器 左手分开大小阴唇显露阴道口，右手持涂抹润滑剂的窥器，先将其前后两叶闭合，避开敏感的尿道周围区，斜行 45°沿阴道侧后壁缓慢插入阴道内，边推进边将窥器两叶转正并逐渐张开，显露宫颈、阴道壁及阴道后穹部，然后旋转窥器，充分显露阴道各壁。

（2）检查阴道黏膜 留取阴道分泌物标本，必要时行滴虫、假丝酵母菌、淋菌、线索细胞及细菌培养等检查。

（3）检查宫颈 显露宫颈，观察外观，留取宫颈细胞学样本。

（4）取出窥器 稍推出窥器至宫颈下方后，再使两叶闭合，轻旋后取出。

4. 双合诊

是盆腔检查中最重要的项目。检查者一手两指或一指放入阴道，另一手在腹部配合检查，称为双合诊。其目的在于检查阴道、宫颈、宫体、输卵管、卵巢、结缔组织及骨盆腔内壁有无异常。

（1）检查者戴手套，右手（或左手）食指、中指蘸润滑剂，沿阴道后壁轻轻插入。

（2）检查阴道畅通度、深度、弹性，有无畸形、瘢痕、肿块及阴道穹情况。

（3）扪触宫颈大小、形状、硬度及外口情况，有无接触性出血。扪及宫颈外口方向朝后时，宫体为前倾；宫颈外口方向朝前时，宫体为后倾。宫颈外口朝前且阴道内手指伸达阴道后穹顶部可触及子宫体时，子宫为后屈。

（4）将阴道内两指放在宫颈后方，另一手掌心朝下，手指平放在病人腹部，当阴道内手指向上向前方抬举宫颈时，腹部手指往下往后按压腹壁，并逐渐向耻骨联合部位移动，通过内外手指同时分别抬举和按压，相互协调，即能扪清子宫位置、大小、形状、软硬度、活动度及有无压痛。

（5）将阴道内两指由宫颈后方移至一侧阴道穹部，尽可能往上向盆腔深部扪触，与此同时，另一手从同侧下腹壁髂嵴水平开始，由上向下按压腹壁，与阴道内手指相互对合，以触摸该侧子宫附件区有无肿块、增厚或压痛。若扪及肿块，应查清其位置、大小、形状、软硬度、活动度、与子宫的关系及有无压痛等。

5. 三合诊

经直肠、阴道、腹部联合检查，称为三合诊。通过三合诊能扪清后倾或后屈子宫大小，发现子宫后壁、宫颈旁、直肠子宫陷凹、宫骶韧带和盆腔后部病变，估计盆腔内病变范围及其与子宫或直肠的关系，特别是癌肿与盆壁间的关系，以及扪诊阴道直肠隔、骶骨前方或直肠内有无病变，是对双合诊检查不足的重要补充。

四、注意事项

1. 避免于经期做盆腔检查，但阴道异常出血者除外。

2. 无性生活病人禁做经阴道检查，应行肛诊。确有检查必要时，应先征得病人及其家属同意后进行。

3. 男性医师对病人进行妇科检查时，应有一名女性医护人员在场，以减轻病人紧张情绪和避免不必要的误会。

4. 当双手指放入阴道，病人感疼痛不适时，可单用食指替代双指进行检查；三合诊时，将中指伸入肛门时，嘱病人像排便样同时用力向下屏气，使肛门括约肌放松，减轻病人疼痛不适感。若病人腹肌紧张，可边检查边与病人交谈，使其张口呼吸，使腹肌放松。

五、记录

1. 外阴

发育情况及孕产式（未婚、已婚未产或经产），阴毛多少和分布情况（女性型或男性型），有无畸形、皮炎、溃疡、赘生物或肿块，注意皮肤和黏膜色泽或色素减退及质地变化，有无增厚、变薄或萎缩。有异常发现时，详加描述。

2. 阴道

是否通畅，黏膜情况，有无畸形、溃疡、赘生物等，分泌物的量、色、性状及有无臭味。

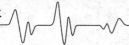

3. 宫颈

大小、硬度，有无柱状上皮外移、撕裂、息肉、腺囊肿，有无接触性出血、举痛、摇摆痛等。

4. 宫体

位置、大小、硬度、活动度，有无压痛等。

5. 附件

有无肿物、增厚或压痛。若扪及肿物，记录其位置、大小、硬度，表面光滑与否，活动度，有无压痛及与子宫和盆壁关系。左右两侧情况分别记录。

6. 三合诊情况

直肠子宫陷凹、宫骶韧带和盆腔后部有无结节或包块等病变，有无压痛等，直肠黏膜是否光滑，有无血染等。

第二节　阴道后穹穿刺术

直肠子宫陷凹是腹腔最低部位，故腹腔内的积血、积液、积脓容易积存于此。阴道后穹顶端与直肠子宫陷凹贴接，选择经阴道后穹穿刺术进行抽出物的肉眼观察、化验、病理检查，用以判断有无积液和积液性质，是妇科临床常用的辅助诊断方法。

一、适应证

1. 怀疑有腹腔内出血时，如宫外孕、卵巢黄体破裂等。

2. 怀疑盆腔内有积液、积脓时，可做穿刺抽液检查以了解积液性质，盆腔脓肿的穿刺引流及局部注射药物。

3. 盆腔肿块位于直肠子宫陷凹内时，可经阴道后穹穿刺直接抽吸肿块内容物做涂片，行细胞学检查以明确性质。若高度怀疑为恶性肿瘤，应尽量避免穿刺。一旦穿刺诊断为恶性肿瘤，应行限期手术。

4. B超引导下行卵巢子宫内膜移位囊肿或输卵管妊娠部位注药治疗时。

5. B 超引导下经阴道后穹穿刺取卵，用于各种助孕技术。

二、禁忌证

1. 盆腔严重粘连，直肠子宫陷凹被较大肿块完全占据，并已凸向直肠。

2. 怀疑有肠管与子宫后壁粘连。

3. 临床高度怀疑为恶性肿瘤。

4. 异位妊娠准备采用非手术治疗时应避免穿刺，以免引起感染。

5. 合并严重的阴道炎症。

三、术前准备

1. 器械

穿刺包（手术巾、袖套、窥器、宫颈钳、弯钳、9 号长针头、纱球/纱布、病理小瓶等）、无菌手套、消毒液、注射器。

2. 测量血压、脉搏，必要时开放静脉通路。

四、操作

1. 病人排空膀胱，取膀胱截石位，外阴常规消毒，铺巾。

2. 阴道窥器充分显露宫颈，消毒宫颈和阴道。

3. 宫颈钳钳夹宫颈后唇，向前上方提拉，充分显露阴道后穹，再次消毒穿刺点区域。

4. 用 9 号长针头接 5mL 或 10mL 注射器，检查针头有无堵塞，在阴道后穹中央或稍偏病侧，距离阴道后壁与宫颈后唇交界处稍下方平行宫颈管刺入，不可过分向前或向后，以免针头刺入宫体或直肠。当针穿过阴道壁时有落空感，进针深度约 2cm，立即抽吸，必要时可适当改变方法或深浅度，如无液体抽出，可边退针边抽吸。

5. 将抽出液体进行大体观察，必要时做镜检、培养。

6. 针头拔出后，穿刺点如有活动性出血，可用棉球压迫。

7. 血止后取出阴道窥器。

五、注意事项

1. 穿刺深度要适当，一般 2～3cm，过深会刺入盆腔器官或血管，如积液较少时，过深的针头可超过液平面，抽不到液体。

2. 若抽出为鲜血，可放置 5～10min，血液凝固则为血管内血液，应该变换穿刺部位、方向及深度；若血液不凝固，则为内出血，可结合病史及体征确定诊断。若抽出淡红色稀薄的血腥液体，多为盆腔炎性渗出物；若为脓液，有助于诊断。

六、并发症及其处理

1. 误伤血管

如出血较多，可出现穿刺后腹痛、肛门坠胀，甚至血压下降，结合盆腔检查和超声判断有无内出血和血肿，必要时手术治疗。

2. 穿刺部位出血

一般为少量，纱布压迫即可止血。

3. 误伤肠管

以直肠多见。小处刺伤无须特殊处理，如破口较大，有肠瘘表现，需请外科协助治疗。

4. 感染

切口感染或盆腔感染，需抗感染治疗。

第十二章　耳鼻喉科基本技术

第一节　鼻内窥镜操作方法

一、适应证

1.鼻腔出血明确出血部位。

2.过敏性鼻炎观察鼻黏膜情况。

3.鼻窦炎观察各窦口情况。

4.鼻腔内占位性病变如鼻息肉等观察息肉来源。

5.怀疑鼻咽部占位取活检明确性质。

6.鼻腔术后复查评估术后情况。

二、禁忌证

1.严重心肺功能疾患不能耐受检查。

2.鼻腔或鼻咽部大出血引起失血性休克者。

3.对表面麻醉剂过敏者。

三、操作方法

1. 准备工作

予以呋麻收缩鼻甲，利多卡因表面麻醉。

2. 体位选择

病人取仰卧位，检查者站于病人右侧，正对显示屏。

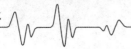

3. 检查步骤

用 0°鼻内窥镜从鼻底和下鼻道进镜，从前向后逐步观察下鼻甲前端、下鼻甲全表面、下鼻道和鼻中隔。从鼻底直达后鼻孔，观察鼻咽侧壁及咽鼓管口，然后退镜，以下鼻甲上表面为依托，观察中鼻甲前端和下缘，再慢慢进镜观察中鼻道和额窦、上颌窦开口。逐步进镜观察中鼻甲后端。进镜至后鼻孔，观察鼻咽顶，并于中鼻甲和鼻中隔之间进镜，观察上鼻甲和上鼻道。最后观察后鼻孔。

四、注意事项

1. 操作时动作轻柔，对重要及异常部位及时采集图像。

2. 若病人鼻甲肥大或鼻中隔偏曲较重时，鼻咽部可能窥视不清，切忌暴力强行观察，可先用药，必要时复查。

第二节　硬性耳内镜操作方法

一、适应证

1. 耳内异物的取出。

2. 耳内流脓、流水等化脓性中耳炎病人。

3. 耳闷堵感等分泌性中耳炎病人。

4. 耳内瘙痒等外耳道炎、外耳道湿疹。

5. 鼓膜穿孔。

6. 胆脂瘤病人取活检。

二、禁忌证

1. 严重心肺功能疾患不能耐受检查者。

2. 外伤等导致耳道活动性出血者。

3. 小儿等无法配合者。

三、操作方法

1. 体位选择

病人取坐位，操作者站立于被检查者旁，面对显示屏，双耳分别检查。

2. 操作方法

以左耳为例。操作者右手持镜站于被检查者左侧，左手轻拉被检查者左耳廓。沿外耳道逐渐进镜，边进边观察外耳道情况。看到光锥后逐渐观察鼓膜色泽、锤骨柄、鼓膜松弛部及紧张部。

四、注意事项

1. 操作时动作宜轻柔，随外耳道弯曲调整进镜角度。

2. 若外耳道肿胀严重，严禁暴力进镜，以免损伤外耳道壁。

第三节 纤维喉镜操作方法

一、适应证

1. 喉内异物的取出。

2. 无法耐受间接喉镜检查者。

3. 观察声带情况，如活动度等。

4. 声带小结、声带息肉、会厌囊肿取活检者。

二、禁忌证

1. 严重心肺功能疾患无法耐受检查者。

2. 对麻醉药品过敏者。

3. 孕妇及哺乳期妇女。

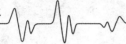

三、操作方法

1. 准备工作

鼻腔用呋麻收缩鼻甲，利多卡因表面麻醉，咽腔用利多卡因表面麻醉。

2. 体位选择

病人取仰卧位，检查者站于病人头侧，正对显示器。

3. 操作方法

左手持喉镜操作部，拇指控制方向，右手捏住镜体远端，送入鼻腔，沿鼻底进入鼻咽部，沿弯曲方向进镜，直至咽部。边进镜边观察，分别观察舌根、会厌缘、会厌舌面、会厌谷。继续进镜至喉部，观察声带及其活动情况、室带、杓会厌区、前联合、声门下区、梨状窝。

四、注意事项

1. 操作过程轻柔，分别观察双侧鼻腔情况，选择较宽大鼻腔进镜，通过鼻腔时注意避免损伤鼻腔黏膜，若鼻中隔偏曲明显，进镜困难，必要时可改为经口腔进镜。

2. 操作后禁食水 1～2 小时。

3. 观察声带时，嘱被检查者发"一、一"音，若为声带小结、声带息肉病人，嘱病人禁声。

4. 若有分泌物阻挡视野，左手食指按压吸引按钮吸出分泌物，或嘱被检查者做吞咽动作，咽下分泌物。